古典文獻研究輯刊

五　編

潘美月・杜潔祥　主編

第30冊

《神農本草經》研究

施又文　著

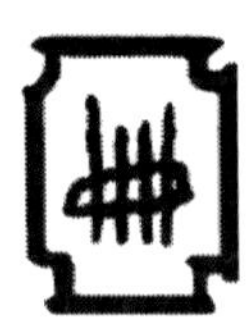

國家圖書館出版品預行編目資料

《神農本草經》研究／施又文著 -- 初版 -- 台北縣永和市：花木蘭文化出版社，2007〔民 96〕

目 2+150 面；19×26 公分（古典文獻研究輯刊 五編；第 30 冊）

ISBN：978-986-6831-45-4（全套精裝）
ISBN：978-986-6831-75-1（精裝）
1. 神農本草經 2. 研究考訂
414.1 96017746

ISBN 978-986-6831-75-1

古典文獻研究輯刊
五 編 第三十冊 ISBN：978-986-6831-75-1

《神農本草經》研究

作 者 施又文
主 編 潘美月 杜潔祥
企劃出版 北京大學文化資源研究中心
出 版 花木蘭文化出版社
發 行 所 花木蘭文化出版社
發 行 人 高小娟
聯絡地址 台北縣永和市中正路五九五號七樓之三
電話：02-2923-1455／傳眞：02-2923-1452
電子信箱 sut81518@ms59.hinet.net
初 版 2007 年 9 月
定 價 五編 30 冊（精裝）新台幣 46,500 元

《神農本草經》研究

施又文　著

作者簡介

施又文，台灣省彰化縣人。輔仁大學文學士，台灣師範大學文學碩士暨博士。曾在國立臺灣師範大學、私立輔仁大學兼任，現任教於朝陽科技大學。民國八十三年以前，主要從事文學研究；是年之後，始接觸中醫藥典籍。曾問藥於故中國醫藥大學謝文全教授，並自修通過國家中醫師檢定考試。中醫藥相關論述有：《神農本草經研究》、《魏晉南朝士人服散之探究》、《親切的中國藥草小故事》等。

提　　要

中藥材原稱為「本草」，記載中藥的著作亦沿用此一稱呼。

本草自《隋書經籍志》以後皆列入子部醫家類，《神農本草經》是中國現存的第一本藥物書。要研究中國藥物，追根究始，當以此書為出發。然而針對本書作學術性研究，目前國內僅有謝文全先生《神農本草經之考察與重輯》。

本研究分成六章。

首章敘述筆者研究本書的原因，本書的重要性。

次章前面四節皆與《神農本草經》出現的背景有關。第一節嘗試為該書經文中的神仙精鬼思想，作一背景的溯源。第二節敘述周朝到兩漢的醫事制度，並且推斷本草書的出現與東漢以後醫藥各有專司 藥劑權獨立出來有密切的關連。第三節探討口傳師承式的教育對《神農本草經》傳本的影響。第四節陳述本草書多出現在東漢以後，時間晚於方劑書，並分析其中成因。第五節探討周秦兩漢的藥理觀，彼時藥理觀亦反映在《神農本草經》的藥品內容上。

第三章首先探討《神農本草經》書名的涵義，筆者認為該書並非神農所作，而是往昔尊崇先聖、託古於神農的一本專業藥書。次則討論本書從出現、流傳、亡佚到輯復的經過。再則討論該書卷數 —— 三或四卷 —— 的分合問題。

第四章探討《神農本草經・序錄》的內容。序錄，顧名思義，即序文與藥品目錄。《本經》序文約 600 字，總論藥物理論，今歸納成藥物本體說、藥物外緣論、藥物的劑型、用藥與治病各節來論述。

第五章《神農本草經》藥品之研究，個別探討藥品的來源，分析藥品得名的根據，以治療的體位來歸納藥品的效用，並且綜合整理該書藥品的組織條例四種。

第六章探討《神農本草經》的價值。該書收錄的藥物，大部分到現在仍為中醫常用藥，其藥效主治大多記載可靠且歷經時間的驗證。該書的體例及編輯形式，對後來本草書有相當重要的啟發作用。

第七章結論，係對前面各章的發展以摘要方式簡潔而扼要的重述；舉凡重要發現，亦一一略予討論，並指出本研究未盡周詳之處，有待將來繼續研究的方向。

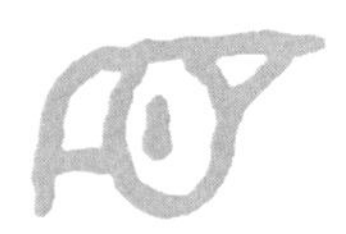

目錄

敘　例

一、本論文徵引之人名，人名後加上下括弧，內有西元前後代碼及阿拉伯數字，代表該人出生年。

二、本論文採用日本・森立之重輯《神農本草經》爲版本。該版本較接近原書風貌，受到本草學者普遍的肯定。

三、本論文參考書籍一以中文資料爲主。蓋相關的中文醫藥書籍浩繁，擇要細讀而深思有得，已屬不易，此其原因之一。其次，本論文可視爲居住臺灣、不離本土，而有志研究傳統醫藥者的引導，此其原因之二。

四、本論文第五章「藥效的分類」一節，藥物後括弧內文字，或說明藥物的成分、作用機轉或病因的部分，大都引自許鴻源等著《簡明藥材學》，行文中不再注明。少數引自《神農本草經》、《本草備要》者，括弧內加注《本經》按、《備要》按，以爲識別。

五、本論文說明藥效，以傳統醫藥之概念爲主，而輔以現代藥理。總之，以充分詮釋《神農本草經》藥品之性味及效能爲前提。

第一章　緒　論

第一節　研究緣起

中國醫療史記載云，東漢張機痛心親族橫夭，於是勤求古訓，博采眾方，成《傷寒雜病論》〔註1〕；晉朝皇甫謐得風痺疾，發奮醫學，撰《黃帝三部針灸甲乙經》〔註2〕；唐朝孫思邈，自幼羸弱罄盡家貲，長大學醫，深造方術〔註3〕；唐朝王燾、甄權，金元李杲，朱震亨，皆因萱堂陰陽不調轉攻醫學〔註4〕；明朝李中梓、江瓘，本有志學問功業，以疾疢而研尋方書〔註5〕。此其人皆有所困窮而學醫者，終至成大家遺清響於後嗣。

漢司馬遷撰《史記》，凡帝王、功臣、游俠、后妃、諸侯、卿相、諸子、儒林、循吏、天文、地理、河渠、平準、貨殖、禮樂、律令、外夷暨扁鵲、倉公諸醫家傳記，一一杼論；鄭玄注三禮，牽涉本草、疾疢之辭；上虞王充，通諸子百家，其《論衡》有養氣、愛精、避邪、藥毒等攝生醫藥之說。

〔註1〕見《傷寒雜病論・張仲景原序》。

〔註2〕見《九家舊晉書輯本・臧榮緒・晉書卷9・皇甫謐》，頁81。

〔註3〕史仲序《中國醫學史》，頁76。

〔註4〕王燾「母有疾，彌年不廢帶，視絮湯劑，數從高醫游，遂窮其術，因以所學作書，號《外臺秘要》，世寶焉。」見《新唐書》，卷98，列傳第23，頁3890。甄權，「以母病，與弟立言究習方書，遂爲高醫。」撰《本草音義》等，見《新唐書》，卷204，列傳第129，方技，頁5799。李杲撰《蘭室秘藏》等，見《元史》卷203，列傳第90，方技，頁4540。朱震亨，見徐春甫《古今醫統大全卷之一・歷世聖賢名醫姓氏》，頁28。

〔註5〕李中梓，參見史仲序《中國醫學史》，頁148。江瓘，見史仲序《中國醫學史》，頁129。

南朝陶弘景，關於天文、曆法、地理、博物、陰陽五行、風角星算、方圖產物、醫術本草，都有專述〔註6〕。宋朝儒生多習醫，統稱「儒醫」〔註7〕。宋相范仲淹頗曉方技，後人每引范文正公之言曰：「不爲良相，當爲良醫。」〔註8〕沈括博學能文，嘗輯平生見聞爲《夢溪筆談》，其中〈藥議〉卷，辨訂藥物、討論藥理，精簡賅要，凡28條。蘇軾、朱熹亦有醫藥之見。〔註9〕

明遺民傅山，通曉經史、諸子、佛道、醫理、詩文、篆刻及書畫，著有《傅青主女科》、《產後編》。清曹雪芹《紅樓夢》，書中亦有不少治病處方的記載。

古來儒士，略涉歧黃；今之學黌，分科精細，文史學士研讀之者闕如。置國粹於荒疏，實吾輩之憾責。余在民國83年2月25日，於台大醫院檢驗得知罹患慢性頑症。起初服用西藥，未見起色；後改服中藥調理，而稍稍改善矣。感於中藥之神奇，轉思探賾其奧義。

《神農本草經》乃中國的第一本藥書，自《隋書經籍志》輯錄入「子部」當中，影響後來藥書既深且遠。當日講壇乏儒醫，無從請益；相關學程，尚未開設。追憶昔日趁暑往臺北中華書局購閱清朝孫星衍、孫馮翼合輯之《神農本草經》，一再拜讀，往事歷歷，依稀在耳目之間。又承蒙中國醫藥大學謝文全教授惠我以書、析我疑義，獎掖扶成，長銘衷腑。謝教授今已物故，焉能無慟！然提攜之德，藉此書以誌之，薪火輝映，待諸來哲。

第二節　研究價值

一、中藥的獨特性質

陳立夫先生說：「最近美國因副作用之發現，下令取消350餘種藥品，不准發售；爲糖尿病人所服之假糖，大多數亦被禁用，以其有副作用之故。因而認爲植物藥品

〔註6〕《梁書》卷51，列傳第45，處士陶弘景，頁742。

〔註7〕同〔註3〕，頁292。

〔註8〕南宋，趙善璙《自警編》卷8〈濟人〉節：「范文正公微時，嘗詣靈祠求禱，曰：『他時得相位乎？』不許。復禱之，曰：『不然，願爲良醫。』亦不許。既而歎曰：『夫不能利澤生民，非大丈夫平昔之志也。』他日有人謂公曰：『丈夫之志於相，理則當然。醫之伎，君何願焉？乃無失於卑耶？』公曰　：『嗟乎，豈爲是哉！……能及小大生民者，固惟相爲然；既不可得矣，夫能行救人利物之心者，莫如良醫。』」（《四庫全書．子部181．雜家類）。

〔註9〕蘇軾《東坡雜記．求醫診脈及醫者以意用藥》，見《古今圖書集成．博物彙編．藝術典》。朱熹，見《朱子語類．卷138．雜類》。

較化學藥品之危險性少，而轉眼於中國藥物之機會增多。」〔註 10〕

現代西藥，先“試驗動物，再用於人類”，其試驗期往往達數年之久；傳統中藥，直接應用於活生生的個別人體，其實驗至今已有幾千年的歷史。表面上，西藥有數百次科學實驗的書面統計，中藥則缺乏科學實驗及有系統的文字數據〔註 11〕，而實則動物與人究竟不同。例如青霉素對人類而言，毒性極低，但少量青霉素就可使天竺鼠死亡；某一劑量的嗎啡能夠置人於死地，同樣的劑量卻只夠麻醉一隻狗，而且不同種類的動物對藥物的反應亦不盡相同〔註 12〕。

其次，中藥的最大特點，在於具有與一般食物相同的天然型立體結構，而人體一向慣於天然物的消化、吸收，因此較諸化學合成之物質易於被人體接受，並不致產生副作用〔註 13〕。

據悉，美國太空船登陸月球，太空人即服用當歸素以鎮靜神經，減少無地心引力所產生的不適〔註 14〕；華裔美籍藥理學家陳可逵，僅研究提煉中藥一種，製成麻黃素，用來治療哮喘和花粉熱等過敏症，使之合乎現代人之需要，已馳名國際而且致富〔註 15〕。

二、《神農本草經》的重要性

（一）歷史的肯定

良醫治病，經過辨證論治而處方〔註 16〕，處方就要依賴藥材。中藥材原稱爲「本

〔註 10〕見〈中華文化復興運動中醫藥界應負之使命〉，本文乃民國 62 年 3 月 16 日陳立夫先生在私立台北醫學院講演，收入《對中國醫藥之願望》一書，頁 59。

〔註 11〕科學具有客觀性、驗證性及系統性三點特徵。所謂「客觀性，是指不因人而變，或隨意而變；驗證性是指科學研究的結果，或根據研究所建立的科學理論，其眞實性如何，是可以驗證的；系統性是指科學研究必須遵循一定的程序。所謂一定程序，有的按時間爲先後，有的依空間爲標準。科學研究上系統的表現，多半要用數字做根據。數據是系統觀察的記錄，是表示客觀性的標準，也是用做驗證的根據」，見張春興《現代心理學》，頁 5～頁 6。就中藥而論，傳統藥材有功於中國廣土眾民之保健養生，使民族命脈至今綿延不絕，其藥效之客觀性不因使用者而變，並且可以加以驗證，又可以醫案或診籍作爲統計數據之對象；其藥效亦具有科學的特點，其可謂不科學乎？

〔註 12〕《藥物》，頁 147～頁 153。

〔註 13〕謝德夫〈科學中藥〉，收入《醫療保健雜誌》，第 3 期。

〔註 14〕《中國醫藥史話》，頁 23。

〔註 15〕同〔註 12〕，頁 195。

〔註 16〕賴文志醫師〈何謂辨證論治〉：「證不同於症，症是指症狀，證則是將這些症狀予以歸類，於是許多症歸類成一類的證。中醫在治療前，要先收集這些不同的症狀，然後區分歸類爲陰陽表裏寒熱虛實各證，再依不同的證候，選取適合的方藥治療，如

草」，因此記載中藥的著作亦沿用名之。五代・蜀・韓保昇云：「按藥有玉石、草木、蟲獸，而直云本草者，爲諸藥中草類最多也。」〔註 17〕

《神農本草經》是中國現有的第一本藥物書，收入的藥物有 365 種。梁・陶弘景《神農本草經集注》，唐・蘇敬《新修本草》，宋・劉翰《開寶本草》，掌禹錫《嘉祐補注本草》，唐愼微《大觀本草》，曹孝忠等《重修政和本草》，皆沿用不墜，謂之「本經正品」。明・李時珍《本草綱目》收錄之〔註 18〕，清・汪昂《本草備要》仍保留《本經》藥品 231 種。唐宋諸本草書，類似今日國家標準藥典；清朝《本草備要》則取當時適用常需之藥品，彙爲一帙。綜觀歷代藥書登錄之實況，《神農本草經》藥品，實深具歷史意義與價值。而從事《神農本草經》之研究，務源窮流，於本草沿革之瞭解更易取其功。

（二）時代的需求

據謝文全先生自民國 64 年開始，先後在台灣各縣市進行的藥用植物資源調查，及相關學者對動物、礦物性藥材之研究顯示，《神農本草經》藥材在台灣地區有生產者，玉石部有 28 種、草木部有 157 種、鳥獸蟲魚部有 55 種、果菜米食部 25 種，共 265 種，其中適宜於本土開發及大量栽培者有 180 種〔註 19〕。又爲瞭解《神農本草經》365 種藥品使用現況，謝先生自民國 82 年起以二年的時間對藥材行批發負責人、藥廠藥師、各醫院診所中醫師及中藥房進行問卷調查。內容分十一大項，其中第三項調查《神農本草經》藥品仍然單味或處方使用情況，據回收文件 60 份，統計分析顯示，以單味使用情況而言，上品有 69 種、中品 79 種、下品 43 種，計 191 種；以處方使用情況而言，上品有 96 種、中品 90 種、下品 62 種，計 248 種。可見《本經》藥品，在台灣醫藥界的使用頻率依然很高〔註 20〕。謝先生並統計中國醫藥學院附設醫院，自民國 81 年～民國 83 年間之常用方劑，其中《神農本草經》藥品有 168 種仍經常在配製使用〔註 21〕，但是礦物類只有石膏、代赭二種尙在使用〔註 22〕。此一數據與前面問卷統計，單味使用之數目 191 種，相去無幾，可見這個數據具有一定的可信度。

此辨證精確，論治才有效，這就是中醫的辨證論治。」《景新中醫季刊》創刊號。

〔註 17〕《實用中醫辭典》，頁 188，知音出版社。

〔註 18〕謝文全《本草學總論》，頁 30。

〔註 19〕謝文全《神農本草經之考察與重輯》，頁 207～頁 218。

〔註 20〕同前註，頁 218～頁 226。

〔註 21〕同〔註 18〕，頁 226～頁 237。

〔註 22〕現今無機化學合成十分迅速與發達，而礦物類純度不易掌握，開採與加工過程，費時費事，不符成本，所以玉石類藥材之應用逐漸式微。同〔註 18〕，頁 216。

因此，《神農本草經》當中的藥品，直至目前為止還有一半以上廣泛被處方應用。

陳立夫先生說：「習西醫者，極少數具有國學根柢；且中醫書籍，研讀不易，而棄而不顧。」〔註23〕國學養成教育系所，將傳統醫藥典籍的考釋整理拱手他人；而中醫藥系所學生，由於古文能力及國學背景不足，理解中醫藥自然受到限制。如果能整合中文系所及中醫藥系所的力量，勢將開創傳統醫學的第二春〔註 24〕。《神農本草經研究》希望是中文系所跨入中醫藥領域的一步。

〔註23〕見〈中華文化復興運動中醫藥界應負之使命〉，陳先生於民國62年3月16日在私立台北醫學院講演，收入《對中國醫藥之願望》一書，頁57。

〔註24〕國際聯合教育考察團曾對我教育作過深入探訪，報告書云，歐洲力量的來源，經常是透過古代文明的再發現與新認識而達致；中國教育也理當如此，才能發揮它的民族性與創造性。高上秦〈一個中國古典知識大眾化的構想〉，時報文化公司，『中國歷代經典寶庫』，《青少年版》，出版的話。這段文字對中國傳統醫藥，也是相當正面的啓發。

第二章　周秦兩漢的醫藥衛生背景——以「神農本草」概念之出現爲斷代

「本草」一詞，首見於《漢書郊祀志》，記載漢成帝建始二年（BC31），接受大臣匡衡、張譚的建議，讓「候神方士使者副佐、本草待詔七十餘人皆歸家」，本草待詔，是精通藥物方劑的候用官〔註 1〕。然而，《神農本草》、《神農經》作爲藥物書則遲至晉代，出現在皇甫謐（AD215～282）的《針灸甲乙經・序》及張華（AD232～300）的《博物志・藥論》。其實，「神農本草」這樣的概念，在東漢鄭玄（AD127～200）時代就有。《周禮・卷第 2・天官冢宰下》云：「疾醫，以五藥養其病」，鄭玄注曰：「五藥，草、木、蟲、石、穀，其治合之齊，則存乎神農、子儀之術。」意思是說神農擅長調劑藥物。直到曹魏・吳普《本草》說藥性，引神農說達一百二十餘種藥〔註 2〕。鄭玄生於東漢順帝永建二年，卒於獻帝建安五年，距離「本草」一詞的出現已有一百五十年的歷史，或者當日民間已流行《神農本草》、或者盛傳神農方藥本草之術。但眞正見諸載記，則要到晉代以後。

本章因此以「神農本草」概念之出現爲斷代，集中探討周秦兩漢的醫藥衛生背景。有時爲了單元本身的詮釋需要，可能會上溯周前、下及魏晉，大體而言，仍以周秦兩漢爲主焦點。

第一節　神秘醫學——巫、方、道

古代文明中，醫學皆肇始於巫醫，以巫術治病〔註 3〕，是世界各名族在上古時

〔註 1〕顏師古曰：「本草待詔，謂以方藥本草而待詔者。」

〔註 2〕見孫星衍《神農本草經》引吳普曰。

〔註 3〕巫術，人類學名詞，一個信仰和行爲的群體，以一種特殊的法術對環境或人事作可

代的普遍現象〔註 4〕。我國殷商時代，凡事求神問卜，甲骨文字是盤庚遷殷到商紂滅亡 270 餘年間之產物〔註 5〕，其中討論病因，見於卜辭者，統言之有四：一是天帝之所降，二是鬼神祟禍，三是妖邪之蠱，四是天象變化〔註 6〕。彼時治療方法端賴巫祝禱祝上帝祖宗鬼神以祈福，並行祓禳之祭以除祟。

憑藉占卜禱告於上帝祖宗鬼神，以達到治病效果者，這樣的技術是一種巫術。卜辭當中沒有醫字，只有巫字，蓋巫本身就負有祈禱治病等等的任務。唐蘭說：「巫者，筮也。筮及毉皆同巫術，故字並从巫耳。」〔註 7〕蓋上古民智未開，對於一切自然現象，皆視爲神奇古怪，以爲冥冥中必有鬼神主宰。如罹患疾病，則以爲是超自然的東西所致，須具有特殊超自然能力者才能勝任〔註 8〕，而診斷也是憑藉超自然的技術。卜辭中彭、咸二巫相當有名，因此古籍相傳，最初的醫者是巫彭、巫咸〔註 9〕。

雖然卜辭當中有不少卜疾的記載，但是甲祖、帝乙、帝辛一再取消疾病的貞卜，在此之時，一旦生病應當就是憑藉醫術或藥物來治療〔註 10〕。卜辭當中既無「醫」

能的控制，以求達到某種目的。巫術建立於不可證實的信仰，企圖以技術性的操作來控制自然或超自然。見三民書局《大辭典》上，頁 1381。

〔註 4〕ackerknecht 的〈原始醫學〉一文以爲，在原始社會中，人類被認爲是受超自然的力量所支配，而不是循著自然定律生活的，原始醫學的基本特質即是超自然的與不可思議的。認清原始醫學的最好的辦法是在原始社會中直接觀察土人的醫療方法。土人認爲他的病是一種超自然的東西，如動物的精靈、鬼怪或巫師所致，須有特殊本領的醫人才能勝任。這些醫人具有特殊的超自然能力，能以之對抗致病的特殊的超自然之物。疾病既然是由超自然的東西所致，當然也得用超自然的技術去診斷。他們的治療法也是超自然的。在美索不達米亞與埃及，醫師以宗教爲其中心，夥多的神與女神管制著疾病與健康。所有醫師、巫師、占卜者及外科醫師皆屬於祭司之階級。見《醫學史概論》，頁 5、頁 6、頁 12。

〔註 5〕胡厚宣〈殷人疾病考〉，頁 16a。

〔註 6〕嚴一萍〈中國醫學之起源考略〉（上）、（下）。

〔註 7〕見《甲骨文字集釋第 5》，頁 1597 引。

〔註 8〕楚臣觀射夫嘗爲楚昭王釋巫，曰：「古者民神不雜，民之精爽不攜貳者，而又能齊肅衷正，其智能上下比義，其聖能光遠宣朗，其明能光照之，其聰能聽徹之，如是則明神降之，在男曰覡，在女曰巫。」總之，巫具有出類拔萃之特殊能力。見《國語・楚語下》，頁 559。

〔註 9〕《世本・作篇》曰：「黃帝，……巫彭作醫。」（世本八種，茆泮林輯本），頁 115。西漢・史游《急就篇四》曰：「篤癃衰廢，迎醫匠。」注曰：「醫匠，療病之工也。古者巫彭初作醫。」《呂氏春秋・卷 17・審分覽・勿躬》曰：「巫彭作醫，巫咸作筮。」《世本・作篇》曰：「堯，……巫咸初作醫。」又曰：「巫咸，堯臣也，以鴻術爲帝堯之醫。」（詳見：世本八種・茆泮林輯本），頁 116。《呂氏春秋・卷 17・審分覽・勿躬》曰：「巫彭作醫，巫咸作筮。」王充《論衡・卷 23・言毒》曰：「巫咸能以祝延人之疾，愈人之禍者。」

〔註 10〕嚴一萍〈中國醫學之起源考略〉（下），頁 17。

字、「藥」字，而只有「巫」，這是否意謂：巫、醫、藥在當時三位一體的密切關係，《山海經》側面地提供這樣的歷史訊息。《山海經・海內西經》云：「開明東有巫彭、巫抵、巫陽、巫履、巫凡、巫相，夾窫窳之尸，皆操不死之藥以距之。」郭璞注曰：「皆神醫也。」一直到周朝，鄉醫還承襲前代巫掌百藥治病的遺制〔註11〕。

漢代尚有醫巫。漢文帝11年（BC169），鼂錯上言兵書事，主張募民遷徙塞下，並且「爲置醫巫，以救疾病，以脩祭祀」〔註12〕。《史記・封禪書》記武帝元狩5年（BC118）生了一場大病，讓上郡的巫給治好了。醫巫在西漢，頗受當局禮遇：「國家徵醫巫，常爲駕徵。」

戰國中期以後流行神仙思想，以追尋長生不死爲其中心內容〔註13〕，這些希慕古人、追求長生之徒，就稱爲「方仙道」〔註14〕，他們有一套求仙的方法，稱爲「方術」。

戰國時期在燕齊濱海的民間，起初或者是受了海市蜃樓變幻不測的影響，傳述海島上有仙人，仙人都快樂逍遙不死。後來經過道家和方士的煽揚，受到國君的賞識，齊威王、宣王，燕昭王等，紛紛派人到勃海中去探求「蓬萊、方丈、瀛洲此三神山」，據說「諸僊人及不死之藥皆在焉」〔註15〕。而「信巫鬼、重淫祠」的楚國，有人獻不死之藥給襄王〔註16〕；屈原忠而被謗，怨誹憂思，乃轉託於仙鄉，在紙面上建築心靈的仙境：「登崑崙兮食玉英，與天地兮同壽，與日月兮同光」（〈涉江〉），「美往世之登仙」、「留不死之舊鄉」（〈遠遊〉）。而「延年」的方法，就是服用香草、瓊玉〔註17〕。

戰國、秦漢之間的著作《山海經》，有不死民；其〈海外南經〉有羽民國，郭璞注：「畫似仙人也。」〈海外西經〉有軒轅國，「其不壽者八百歲」。〈海外北經〉有無䏿國，郭璞注：「其人穴居食土，無男女，死即薶（埋）之，其心不朽，百廿歲乃復更生。」原來是變相的長生不死。〈海內西經〉中「百神之所在」的崑崙山，方八百里、高萬丈，其上林宇壯觀，遍生不死樹，「長五尋，大五圍」，住著掌管「不死之

〔註11〕《逸周書・大聚》云：「鄉立巫醫，具百藥以備疾災。」《呂氏春秋・季春紀・盡數》云：「巫醫毒藥，逐除治之。」

〔註12〕見《漢書・卷49・爰盎鼂錯列傳第19》，頁2288。

〔註13〕袁珂《中國神話通論》，頁16。

〔註14〕《史記會注考證・卷28・封禪書第6》，頁502。

〔註15〕同前註。

〔註16〕見《韓非子・說林》。

〔註17〕香草如：木蘭、秋菊、申椒、蓀、荃、菌桂、留夷、藥房、荷、杜若、芷、芙蓉、薜荔、辛夷、蕙、杜衡，見鄭國瑞〈屈原"遠遊"中的精氣思想與神仙思想的連繫〉，頁143～頁144引。瓊玉，〈離騷〉云：「折瓊枝以爲羞兮，精瓊靡以爲粻。」〈涉江〉云：「登崑崙兮食玉英。」

藥」的六巫，曾治療窫窳的屍體，使其卻死復生。〈大荒南經〉記載巫山有「帝藥」〔註 18〕；而雨雲山種植黃幹、赤枝、青葉的欒木，它的花實可以爲神藥。〈西次三經〉峚山上的丹木，結實纍纍，味道像極飴糖，「食之不飢」；從這兒流出來的水稱「丹水」，當中有很多「白玉」，並且不斷湧出玉膏，黃帝服食它，而且把「瑾瑜之玉」佩在身上，「以禦不祥」。

古人相信玉是精氣含量非常多的美石，如果服食，必可轉移到人的身上來，積聚多了，就可以延長生命，乃至不死而成仙〔註 19〕。

秦始皇統一天下之後：

> 遣徐市發童男女數千人，入海求仙人。……三十二年，始皇之碣石，使燕人盧生求羡門高誓。……因使韓終、侯公、石生求仙人不死之藥。……三十五年，……悉召文學方術士甚眾，欲以興太平，方士欲練以求奇藥。〔註 20〕

至漢武頭角，一似秦始皇崢嶸發越，寵信李少君、少翁、欒大、公孫卿等方士，行「祠竈、穀道、卻老方」，「遣方士入海求蓬萊之屬」，從此「海上燕齊怪迂之士，多更來言神事」，「莫不搤捥而自言，有禁方能神仙矣。」武帝到東萊山，看到巨人的腳印，又懷疑跟神仙有關，「復遣方士，求神怪、采芝藥以千數。」〔註 21〕這批不死之藥，已經叫得出名字來，如安期生所服食的「巨棗」，李少君煉丹用的丹沙，以及靈芝一類的藥草。

漢武崩於五柞宮〔註 22〕，「其效可睹矣」(《史記·封禪書》)，後繼者如宣帝、成帝、哀帝等仍然執迷不悟〔註 23〕，王莽尤其荒謬，「崇鬼神淫祀，至其末年，自天地六宗以下至諸小鬼神，凡千七百所」，並且「數下詔自以當僊。」〔註 24〕

《漢書藝文志·方技略》收神僊 10 家，與神仙藥有關的著述，有《黃帝雜子芝菌》18 卷、《泰壹雜子黃冶》31 卷等書。

〔註 18〕郭璞注曰：「神仙藥」，當即神仙不死藥也。

〔註 19〕見鄭國瑞〈屈原“遠遊”中的精氣思想與神仙思想的連繫〉，頁 144。

〔註 20〕《史記會注考證·卷 6·秦始皇本紀第 6》，頁 121～頁 128。

〔註 21〕同〔註 14〕，頁 507～頁 515。

〔註 22〕《漢書·卷 6·武帝紀第 6》，頁 211。

〔註 23〕《漢書·卷 25 上·郊祀志第 5 下》曰：「(宣帝時)，大夫劉更生獻淮南枕中洪寶苑祕之方，令尚方鑄作。」，頁 1250。又：「成帝末年，頗好鬼神，亦以無繼嗣故，多上書言祭祀方術者，皆得待詔。」，頁 1260。又：「哀帝即位，寢疾，博徵方術士，京師諸縣皆有侍祠使者，盡復前世所常興諸神祠官，凡七百餘所，一歲三萬七千祠云。」，頁 1264。

〔註 24〕同前註，頁 1270。

《後漢書·方術列傳》記載西漢哀帝到東漢任文公等方術士 34 人，談及不少預言奇幻術。汝南許曼，「行遇道士張巨君，授以方術」〔註 25〕，汝南費長房，「曾爲市掾」，後向賣藥仙翁學道，「須臾來歸，自謂去家適經旬日，而已十餘年矣」，「能醫療眾病，鞭笞百鬼，及驅使社公」。

閩中徐登、東陽趙炳，「禮神唯以東流水爲酌，削桑皮爲脯，但行禁架（按即禁術），所療皆除」〔註 26〕。其禮神治病的方法，頗似道教術。

封君達「方士也」，「愛嗇精氣，不極視大言」，號「青牛師」。「青牛」是道家的圖騰，後漢方士似與道家、道教合流矣。

東漢方術，已染上道家或道教的色彩，而有鬼怪之言。「道教蓋集仙怪黃老、災祥符讖，而特文之以黃老之說者」〔註 27〕。當時延年不飢或養生不老的藥物，記載在〈方術列傳〉中有漆葉、青黏、黃連、水銀、茯苓、棗核等物。

東漢末年，託名劉向撰述的《列仙傳》〔註 28〕，描述傳說中仙人故事計有 71 則，可視爲戰國以來求仙採藥事蹟的總的結集。此書的出現，更說明當時對求仙的重視，已由個別的實踐，進一步提昇爲集體的書面記錄，大有廣爲宣揚之幟。其中「齊人韓終，爲王採藥，王不肯服，終自服之，遂得仙」，豈非求藥煉丹諸方士——戰國秦漢以來，本爲帝王諸侯服務，下降至東漢以後轉求個人長生不老——的一小幅縮影？

後漢順帝時，張陵將神仙說與道家思想結合，有組織地以符籙傳教，道教的群眾性才告確定。他用符咒治病驅魔，凡信此道者，須納米五斗，故通稱「五斗米教」〔註 29〕，晉士夫多有奉祠者〔註 30〕。道教假託老莊名義作爲號召，依儀式及修養方

〔註 25〕《後漢書·卷 82 下·方術列傳第 72 下》，頁 2731。

〔註 26〕同前註，頁 2741～頁 2742。

〔註 27〕陳登原《中國文化史》，道教之起源與演變，頁 313。

〔註 28〕《列仙傳》，舊題漢劉向撰，記載古來仙人凡 71 人，人係以讚，篇末又爲總讚一首，同《列女傳》之體。《書錄解題》謂不類西漢文字，必非劉向撰，疑東京人作，故葛洪《神仙傳》已引其說。說見《中文大辭典》，頁 1650。

〔註 29〕《後漢書·卷 75·劉焉傳》曰：「(張魯）祖父陵，順帝時客於蜀，學道鵠鳴山中，造作符書，以惑百姓。受其道者輒出米五斗，故謂之『米賊』。陵傳子衡，衡傳於魯，魯遂自號『師君』」，頁 2435。陳登原以爲道教非出於一源，除五斗米道之外，尚有太平道、黃老道、太平清領道等。見《中國文化史》，道教之起源與演變，頁 313～頁 314。

〔註 30〕《晉書·卷 80·列傳第 50·王羲之》曰：「王氏世事張氏五斗米道」，頁 2103。清·錢大昕《十駕齋養新錄·卷 19·天師》曰：「晉南渡後，士大夫多有奉五斗米道者，或謂之天師道。《晉書·何充傳》：『時郄愔及弟曇，奉天師道。』《晉書·殷仲堪傳》：『少奉天師道。』《晉書·王恭傳》曰：『淮陵內史虞珧子妻裴氏，有服食之術，常衣黃衣，狀如天師。』」。

式的不同，分為丹鼎、符籙兩派。丹鼎派以煉丹服食為事，期能成仙得道；符籙則以咒符醮禱為務，期能驅鬼治病。東晉、南北朝等時代之醫學雜揉道家思想者，實即淵源於此〔註31〕。

ackerknecht 說：

> 一個時代中的醫事作為，可視為該時代全部文化的一種反映現象。知道了一個社會如何醫治疾病及對疾病的看法以後，便會更認清楚該一社會。〔註32〕

衡諸中國醫學，由迷信而走向經驗的階段，迷信與理性依然勾纏不清；戰國以來，求仙成道的思想深深植入帝王諸侯的意識，發展出一系列的求仙行動，延續到魏晉南北朝，更落實到士族的領域〔註33〕。巫方道之所以能祛疾延年之來歷，原即不可檢驗與測量，其神秘性引人嚮往，也導致排詆的聲浪。

以森立之輯《神農本草經》為例，在三五七種藥物經文當中，含有耐寒暑、不飢、不渴、不老、耐老、延（長）年、增壽（年）、頭不白、神仙、通神明、不死、輕身、益氣、潤澤好（和）顏色、面生光華等詞彙的，上品有一一〇種，中品有二三種，下品有九種，計一四二種。在這一四二種的藥物中，含有一種神仙詞彙的，上品有消石、景天、柴胡、蛇床子、肉縱容、茺蔚子、蒺蔾子、徐長卿（以上皆有「輕身」語）、牡蠣（延年）九種；中品有凝水石（不飢）、乾薑、蘪蕪（以上皆有「通神明」語），防風、決明、山茱萸、杜若、合歡、蠡實、水萍、犀角、樗雞（以上皆有「輕身」語）計十二種；下品有天雄、飛廉、夏枯草（以上皆有「輕身」語）、鉛丹（通神明）四種。其餘一一七種藥品經文，都含有二種或二種以上的神仙語。

《神農本草經》含辟（逐）不祥語的藥物有：蘭草、丹雄雞、零羊角、白馬莖、鬼臼、女青、石長生、燕矢、桃核；含逐鬼（殺鬼、除鬼）語的藥物有：牛黃、丹雄雞、牡蠣、石膏、衛矛、零羊角、代赭、鉤吻、鬼臼、鳶尾等等。此外含有鬼注、鬼擊、辟鬼氣、殺鬼毒、殺鬼精物、殺百精老物殃鬼等等詞彙的藥物

〔註31〕史仲序《中國醫學史》，頁51。

〔註32〕見 ackerknecht 著，戴榮鈐譯，《醫學史概論》，引言。

〔註33〕胡孚琛《魏晉神仙道教——抱朴子內篇研究・前言》曰：「漢末的社會危機促使道教早熟，釀成了振動全國的道民黃巾起事，這使統治階級對太平道等早期道教結社恨之入骨，予以禁絕和屠殺。嚴酷的政治形勢迫使道教發生變革，在魏晉時期形成了在教義上適應統治階級需要和士族化了的上層神仙道教。魏晉神仙道教實際上也是對燕齊『方仙道』和兩漢神仙方士傳統的繼承，它在道教史上具有承先啓後的特點。」，頁3。

還有很多。

《神農本草經》記載的藥效，瀰漫濃厚的不老不死的神仙思想，並且涉及殃鬼精物等不祥邪惡氣的概念，不正是前此巫方道神秘醫學文化背景的強力投射下的影書嗎？〔註34〕

第二節　醫事制度

根據《周禮》的記載〔註35〕，周朝已有完整的官醫分科、人事編制及考核的方法，建立了早期的醫事制度及醫務組織機構。《周禮・天官・冢宰下》曰：

> 醫師，掌醫之政令，聚毒藥以共醫事。凡邦之有疾病者、瘡瘍者造焉，則使醫分而治之。歲終，則稽其醫事，以制其食。十全爲上，十失一次之，十失二次之，十失三次之，十失四爲下〔註36〕。

其編制有：

> 上士二人、下士四人。府二人、史二人、徒二十人。

醫師，爲「眾醫之長」〔註37〕，掌管國家醫藥政令、醫用藥材，以及各分科醫生的醫務及考核。凡國內有患病的，按照所患的疾病種類分歸疾醫、瘍醫治療〔註38〕。年終，則依據病歷來考核醫生的醫療成績，分爲五等，制定其薪俸。下設士、府、史、徒等專業人員，各有其專責。士，負責治病；府，負責管理藥物、器具和會計事務；史，負責掌管文書和醫療的記載；「徒」，負責看護病人及雜役〔註39〕。醫師，相當於今天的衛生署署長。

當時中醫分成四科，各科有一定的人事編制及執掌。「食醫」負責管理宮廷的飲食營養衛生；「疾醫」負責治療內科疾病；「瘍醫」負責處理瘡瘍、骨折等外傷疾患；「獸醫」負責治療牲畜的疾病：各科相當於現今的營養科、內科、外科、獸醫科。食醫的編制爲「中士兩人」。《周禮・天官冢宰下・食醫》曰：

> 掌和王之六食、六飲、六膳、百羞、百醬、八珍之齊。

〔註34〕《丹鉛總錄・字學類》云：「曰影書，如今之響搨。」響搨即將紙與古人的墨迹相疊，懸掛在光亮處以描摹碑帖，也作嚮搨。

〔註35〕臧云浦等以爲，《周禮》六官排列整齊、制度嚴密，超過以後漢、魏之制，有人懷疑其說不實。但是，如果沒有一些實際施政的基本經驗，亦難以想像出一套周密的組織系統。見《歷代官制・兵制・科舉制表釋》，頁5。

〔註36〕《周禮注疏》，卷第5，頁72。

〔註37〕同前註，卷第1，鄭玄注，頁14。

〔註38〕參見〔註36〕，賈公彥疏。

〔註39〕甄志亞《中國醫學史》，頁9。

宮廷的營養師在調配飲食的時候，十分注意羹飯醬飲的溫度〔註 40〕，並且能夠根據時令的特點，選用適合節候的調味〔註 41〕。此外，魚肉製品配佐適當的穀物百蔬，使其口味、營養和特性都能發揮加乘的作用〔註 42〕。

疾醫的編制，有「中士八人」。《周禮・天官冢宰下・疾醫》曰：

掌養萬民之疾病。四時皆有癘疾：春時有痟首疾、夏時有先疥疾、秋時有瘧寒疾、冬時有嗽上氣疾。

疾醫的職務是治療百姓疾病。四季都有流行病：春天容易頭疼頭痛，夏天有皮膚病，秋天天氣變換，身體陰陽不調而忽冷忽熱，冬天天氣冷常發生呼吸器系方面的問題。這些都是疾醫診治的範圍。百姓有病，疾醫分辨症狀，進行診治，如果患者不幸死了，「則各書其所以而入於醫師」，將死亡的情況及治療的過程寫下來，呈報醫師。這是中國最早有關「醫案」（診療紀錄，即今病歷）的雛型，可以作爲評鑑醫師及後來治療的參考。

瘍醫的編制有：「下士八人。」《周禮・天官冢宰下・瘍醫》曰：

掌腫瘍、潰瘍、金瘍、折瘍之祝藥劀殺之齊。

鄭玄注曰：「祝當爲注，注謂附著藥。劀，刮去膿血。殺，謂以藥食其惡肉。」賈公彥疏曰：「注藥於瘡，乃後刮殺而言。齊者亦有齊量之宜也。」瘍醫治療膿腫、潰瘍、刀創、跌打骨折等病，調配外敷藥的分量，刮去膿血，消蝕病變腐爛的部分。「凡有瘍者，受其藥焉」，國中有患瘡瘍的，都可以從瘍醫處取得藥物。

至於獸醫，負責醫療禽獸的疾病和瘡瘍（內外科病），若有牲畜不治死亡的，就統計數目作爲考核獸醫的依據，從而決定獸醫薪俸的升降〔註 43〕。其編制有：「下士四人」。

專職醫生的出現與醫事制度的建立，不僅反映了當時醫學發展的水平，而且，有利於醫藥經驗的累積、整理、總結和交流，從而促進了醫學的發展〔註 44〕。

春秋戰國時代，諸侯各國皆置醫師。《左傳・文公 18 年》記載齊侯一發布出兵

〔註 40〕《周禮・天官冢宰下・食醫》曰：「凡食齊眡春時，羹齊眡夏時，醬齊眡秋時，飲齊眡冬時。」鄭注曰：「飯宜溫，羹宜熱，醬宜涼，飲宜寒。」賈疏曰：「眡猶比也。」這是利用四季的時氣來打比方飲食的寒熱溫涼。

〔註 41〕《周禮・天官冢宰下・食醫》曰：「凡和：春多酸、夏多苦、秋多辛、冬多鹹，調以滑甘。」鄭注曰：「各尚其時味」，賈疏曰：「各尚其時味者，多一分者也。必多其時味者，所以助時氣也。」。

〔註 42〕《周禮・天官冢宰下・食醫》曰：「凡會膳食之宜：牛宜稌、羊宜黍、豕宜稷、犬宜粱、雁宜麥、魚宜苽。」鄭注曰：「會，成也。謂其味相成。」

〔註 43〕同〔註 36〕，頁 75～頁 77。

〔註 44〕同〔註 39〕。

日期的命令，就得了病，「醫曰：不及秋，將死。」《左傳・襄公 21 年》記載楚王派薳子馮為令尹，薳子馮「以疾辭」，「楚子使醫視之」。《左傳・成公 10 年》提到晉景公生病，向秦國請調名醫，秦桓公「使醫緩為之」。《左傳・昭公元年》，晉平公有病，秦景公派醫和前去療治。《左傳・僖公 30 年》，「晉侯使醫衍」。《孟子・公孫丑下》言孟子託病，齊宣王「使人問疾，醫來。」以上提到的是齊、楚、晉、秦的官醫。其中秦國的醫事制度比較發達，不但名醫眾多，而且行政組織完備，當時已設置「太醫令」一職，綜理全國的醫政，下設太醫丞、侍醫等官。《史記會注考證・卷 105・扁鵲倉公列傳第 45》，瀧川資言考證曰：

> 《漢書・百官公卿表》：「奉常，秦官。屬官有太醫令丞。」又「少府，秦官。屬官有太醫令丞。」

〈扁鵲倉公列傳〉又曰：

> 秦太醫李醯。

《史記會注考證・卷 86・刺客列傳第 26》曰：

> 侍醫夏無且，以其所奉藥囊提荊軻也。

侍醫提藥囊立在殿上隨侍，這是後來的御醫的雛型〔註 45〕。漢代醫官，沿秦舊制，奉常（景帝 6 年改太常）屬官有太醫令、丞；少府屬官，亦有太醫令、丞〔註 46〕。太醫令、丞分管百官、宮廷的醫療事務。太常中的太醫令丞，與少府中的太醫令丞，其職掌有何不同呢？王應麟解釋說：「蓋禮官之太醫，司存之所；少府之太醫，通乎王內。」〔註 47〕前者是由禮官太常所管轄的一常設性屬官，後者負責掌理宮廷醫務。

西漢哀帝時，有太醫令真欽〔註 48〕；昭帝時，有充國者為太醫監〔註 49〕。其他醫官，尚有侍醫、女醫等。女醫，即乳醫，係治療婦產科疾病的人，專為宮廷后妃服務。元帝時，大夫貢禹「疾病，侍醫臨治」〔註 50〕。成帝時，「侍醫李柱國校方技」（《漢書・藝文志》）；張禹託病辭官，成帝「加賜黃金百斤、養牛，……侍醫視疾，使者臨問」〔註 51〕；又有精通藥物方劑的候用官「本草待詔」。義縱在年輕時曾經「為羣盜」，因為姐姐當女醫受到王太后的寵幸，漢武帝「拜義縱為中

〔註 45〕陳邦賢《中國醫學史》，頁 13。

〔註 46〕《漢書・卷 19 上・百官公卿表第 7 上》曰：「奉常，景帝中六年更名太常。屬官有太醫令、丞。」，頁 726。又：「少府，屬官有太醫令、丞。」，頁 731。

〔註 47〕《玉海・卷 123・官制・太醫令》，慶元路儒學刊本，頁 2351。

〔註 48〕《後漢書・卷 28 上・桓譚馮衍列傳第 18 上》，頁 956。

〔註 49〕顏師古注曰：「又（上官）桀妻父所幸充國為太醫監。」見《後漢書・卷 97 上・外戚傳第 67 上》，頁 3959。

〔註 50〕《漢書・卷 72・王貢兩龔鮑傳第 42》，頁 3073。

〔註 51〕《漢書・卷 81・匡張孔馬傳第 51》，頁 3348。

郎」〔註52〕。「許皇后當娠，病。女醫淳于衍者，……嘗入宮侍皇后疾。」〔註53〕在〈霍光傳〉中，又稱淳于衍爲「乳醫」〔註54〕。諸侯王國，亦設醫官，《史記‧扁鵲倉公列傳》記載齊國章武里的曹山跗生病，「齊太醫先診山跗病」。

東漢時，太常屬官已無太醫令，只有少府有之。《後漢書‧志第26‧百官3》曰：

太醫令一人，六百石，本注曰：掌諸醫。藥丞、方丞各一人，本注曰：藥丞主藥，方丞主藥方〔註55〕

劉昭集注，引《漢官》曰：「員醫293人，員吏19人。」漢的太醫令相當於周朝的「醫師」，由於業務日益龐大、繁雜，東漢太醫令編制內的人員比較周朝多出許多。

東漢明帝永平元年的夏天，東海恭王病，明帝派使者、太醫搭乘驛馬問疾，絡繹不絕於途〔註56〕。和帝時，郭玉爲太醫丞〔註57〕。靈帝中平年間，脂習擔任太醫令，後來常隨從獻帝左右〔註58〕。靈帝時，小黃門京兆高望爲尚藥監，負責在皇帝、皇太子服藥前先嘗，故又名「嘗藥監」〔註59〕，相當受到寵幸〔註60〕。另外還有醫工長，第五倫在漢光武帝建武27年，「舉孝廉」，「補淮陽國醫工長」〔註61〕。

晉沿漢魏之舊，掌理醫政，仍置太醫令。太醫令史（疑當作令丞），統於宗正。到東晉，哀帝將其改歸門下省〔註62〕。晉皇甫謐《針灸甲乙經‧序》曰：「近代太醫令王叔和。」又有太醫令程據〔註63〕。在東晉穆帝永和12年，秦主生晚上吃太多棗子，到了早上身體不適，召太醫令程延診斷之〔註64〕。晉左思〈魏都賦〉云：「藥劑有司」，呂向注曰：「藥劑，主藥品之職。」大概晉亦承漢、魏之舊，醫、藥各有專職。

根據史冊的記載，從周朝到西漢，醫藥的使用權——診斷與處方，皆掌握在醫

〔註52〕《漢書‧卷90‧酷吏傳第60》，頁3652～頁3653。
〔註53〕《漢書‧卷97上‧外戚傳第67上》，頁3966。
〔註54〕顏師古注曰：「乳醫，視產乳之疾者。」見《漢書‧卷68‧霍光金日磾傳第38》，頁2952。
〔註55〕《後漢書》，頁3592。
〔註56〕《資治通鑑‧卷44‧漢紀36‧世祖光武皇帝下》，頁1431。
〔註57〕《後漢書‧卷82下‧方術列傳第72下》，頁2735。
〔註58〕《三國志‧卷11‧魏書11‧王修傳》，裴注（三）引魏略，頁349。
〔註59〕《中國歷代職官詞典》，頁202。
〔註60〕《後漢書‧卷58‧虞傅蓋臧列傳第48》，頁1882。
〔註61〕《後漢書‧卷41‧第五鍾離宋寒列傳第31》，頁1396。
〔註62〕《晉書‧卷24‧志第14‧職官》，頁202～頁203。
〔註63〕《九家舊晉書輯本‧臧榮緒晉書‧卷17‧程據》，頁171。
〔註64〕《資治通鑑‧卷100‧晉紀22‧孝宗穆皇帝中之下》，頁3158。

者的手上。到了東漢，主藥、主藥方從醫科獨立出來，成立專司負責。醫藥分科象徵醫藥走向精細化與專業化，以致後來本草書的考訂及編修越益普遍的原因吧！

周朝到晉朝的醫事制度簡表

朝代	醫事制度			
周	天官	醫師（眾醫之長）	上士2人 下士4人 府2人 史2人 徒20人	食醫：中士2人 疾醫：中士8人 瘍醫：下士8人 獸醫：下士4人
秦	奉常、少府	太醫令（眾醫之長）		太醫丞 侍醫
西漢	奉常（後改太常）、少府	太醫令（眾醫之長）		太醫監 太醫丞 侍醫 女醫（乳醫） 本草待詔
東漢	少府	太醫令（眾醫之長）	員醫293人 員吏19人	太醫丞 尚藥監 醫工長 藥丞 方丞
晉	宗正（東晉哀帝改歸門下省）	太醫令（眾醫之長）		太醫丞 藥劑司

第三節　醫學教育——師承式的教育與禁方文化

南朝劉宋文帝元嘉20年（AD443），太醫令秦丞祖上奏請創辦醫學教育的機構〔註65〕，文帝核准。爾後，醫學教育的規模日漸發展日漸成熟。在國家創辦醫科學校、統一培養醫學專門人才之前，醫事人員的培養、醫學技藝之流傳，皆以師承爲原則。師承尤重家傳，一個良醫，盡可能傳授本家子弟，但也兼收外姓弟子，一旦成爲師徒以後，便視同自家子弟一樣，除了沒有血緣的關係以外，其他完全等同待遇〔註66〕。《禮記・曲禮下》云：

〔註65〕《唐六典・卷14》云：「宋元嘉二十年，太醫令秦丞祖奏置醫學，以廣教授。」
〔註66〕史仲序《中國醫學史》，頁318。

醫不三世，不服其藥。

孔穎達疏曰：

凡人病疾，……故服藥以治之，……其父子相承至三世，是愼物調齊也〔註 67〕。

嚴陵方氏曰：

……醫之爲術，苟非父祖子孫傳業，則術無自而精；術之不精，其可服其藥乎？周官司徒以世事教能者〔註 68〕，良以此也〔註 69〕。

藍田呂氏曰：

醫至三世，治人多矣，用物熟矣〔註 70〕。

鄭節卿曰：

古者，史官、樂官與醫卜之官，皆世其業，不兼官、不貳事，懼其不精也。醫不三世，不服其藥，執技以事上者，惟醫爲難精，惟疾病不可不謹，先生豈敢以一人而兼二、三人之能哉？是故食醫之下有疾醫，調飲食不兼於治病。疾醫之下有瘍醫，察内證不兼於外證。瘍醫之下有獸醫，治禽獸者不兼於治人也。必求其精，不敢計其冗〔註 71〕。

以上各家層層探討——家傳的醫學教育，其優點是經驗代代累積，醫術自然愈來嫻熟精確，而且各科各有專掌，務求其精。《史記會注考證・卷 105・扁鵲倉公列傳第 45》云：

（公乘陽慶）年七十餘，無子，……悉以禁方與之，……慶又告臣意曰：「愼毋令我子孫知若學我方」〔註 72〕。

公乘陽慶之所以傳授給淳于意者，因爲七十多歲了又沒有子嗣的緣故，並且一再告誡意，不要讓子孫知道，他把醫技傳給外家姓。又《漢書・卷 92・游俠列傳第 62》云：

（樓）護少隨父爲醫長安，出入貴戚家。護誦醫經、本草、方術數十

〔註 67〕《禮記注疏・卷 5》，頁 96。

〔註 68〕《周禮注疏卷 10・地官司徒第 2》云：「以世事教能，則民不失職。」鄭玄注曰：「世事謂士、農、工、商之事，少而習焉，其心安焉。因教以能，不易其業。」孔穎達疏曰：「父祖所爲之業，子孫述而行之，不失本職。」，頁 151～頁 152。又：「領職事十有二于邦國都鄙，使以登萬民。……十有一曰：世事。」孔穎達疏曰：「云世事，謂以世事教能，則民不失職者，案《管子書》云：工之子恆爲工，士之子恆爲士，商之子恆爲商，農之子恆爲農，是以世事教民能，則民不失職也。」，頁 160。

〔註 69〕《醫部全書・第 16 冊・醫部總論一》，頁 12122。

〔註 70〕同前註，頁 12123。

〔註 71〕同〔註 69〕，頁 12124。

〔註 72〕《史記會注考證》，頁 1146、頁 1156。

萬言〔註73〕。

亦是家傳。像徐熙以醫術馳名晉、宋間，後代徐秋夫、徐道度、徐文伯、徐雄、徐之才等6世盡爲名醫；「江南何氏」首代醫生是南宋高宗紹興11年開始行醫的何珊、何彥猷兄第，到清朝何其偉已是第28代，前後出了331位醫生，皆是醫學家傳。

除了傳授自己的子弟之外，還有很多是傳給學生。那麼，在傳授醫技之前，老師一定經過慎重的考慮：「得其人乃傳，非其人勿言」（《靈樞・官能第七十三》），像長桑君經過十幾年，才決定把醫技教給扁鵲：

> 長桑君亦知扁鵲非常人也，出入十餘年，乃呼扁鵲私坐，閑與語曰：「我有禁方，年老欲傳與公，公毋泄。」扁鵲曰：「敬諾！」……乃悉取其禁方書盡與扁鵲。（《史記・扁鵲倉公列傳》）

黃帝欲私傳禁方，請雷公齋戒三天，然後「俱入齋室，割臂歃血，黃帝親祝曰……歃血傳方，有敢背此言者，反受其殃」〔註74〕，學前儀式相當慎重。

學生對自己的老師，敬重有加：「扁鵲常謹遇之（按：指長桑君）」，「臣意事慶謹，以故愛意也。」求師的過程，亦有幾經周折，乃如願者。譬如郭玉的師祖，原來是經常在涪水畔釣魚的老翁，看到人家生病，「時下針石，輒應時而效」，郭玉的老師程高「尋求積年，翁乃授之」〔註75〕。

這種師承式的醫學教育，非常嚴格，而且不隨便傳給人，因爲醫師職業，人命關天，學習者的智慧與德性皆十分重要，所以不能等閑視之；醫藥方本身也不輕易流傳出去，因此通稱「禁方」或「秘方」。黃帝對雷公說：「此先師之所禁，坐私傳之也」（《靈樞・禁服第四十八》）。淳于意的另一老師公孫光對淳于意說 ：「是吾年少所受妙方也，悉與公，毋以教人。」意回答：「得見事侍公前，悉得禁方，幸甚。意死不敢妄傳。」淳于意沒有兒子，只生了5個女兒，他的醫術傳給宋邑、高期、王禹、馮信、杜信、唐安等六人〔註76〕。《靈樞・陰陽二十五人第六十四》，記載黃帝、伯高、歧伯君臣三人的授問過程：原來黃帝想要了解陰陽之人，伯高的回答尚有不足，歧伯說：「此先師之祕也，雖伯高猶不能明之也。」《武威漢代醫簡》有：「治金創止痛方，……良，甚勿傳也」（第52、53片釋文）、「治金瘍出方，……大良，勿傳也」（第54片釋文）、「治千金膏藥方，……良，勿傳」（第57～62片釋文）、「建威耿將軍方，良禁，千金不傳也」（第84片釋文）。「祖傳秘方」因此形成了中國醫

〔註73〕《漢書》，頁3706。
〔註74〕《靈樞・卷八》，頁1。
〔註75〕《後漢書・卷82下・方術列傳第72下》，頁2735。
〔註76〕同〔註72〕，頁1156。

藥傳統文化的特殊印記。

教授醫學，最早是以口傳，後來才逐漸配合書籍傳其術業。在《內經》當中，大部分的醫學理論是環繞在以黃帝與岐伯君臣二人爲中心的問答而逐一開展，其他對談的大臣還有鬼臾區〔註77〕、雷公〔註78〕、少師〔註79〕、伯高〔註80〕、少俞〔註81〕等，所呈顯的即是早期醫學口傳答問的教學模式〔註82〕。又《靈樞．口問第二十八》云：

> 黃帝曰：「余已聞九鍼之經，論陰陽逆順，六經已畢，願得口問。」岐伯避席再拜曰：「善乎哉問也！此先師之所口傳也。」黃帝曰：「願聞口傳。」

張介賓云：「諸問既非風寒之外感，又非情志之內傷，論不在經，所當口傳者也，故曰口問。」口問即口傳，猶言口授，即經口傳授之學問也。又《靈樞．師傳第二十九》云：

> 黃帝曰：「余聞先師，有所之藏，弗著于方，余願聞而藏之，則而行之。」

先師心得之傳授，純憑口授記憶，故曰：「師傳」、「心藏」。直至西漢，口誦教學依然存在〔註83〕。

至於教授的內容，在《黃帝內經》當中曾經提到的醫書如下數種：《上經》〔註84〕、《下經》〔註85〕、《金匱》〔註86〕、《揆度》〔註87〕、《奇恆》〔註88〕、《玄珠密語》

〔註77〕見《素問．天元紀大論篇第六十六》。

〔註78〕見《素問》：〈著至教論篇第七十五〉、〈示從容論篇第七十六〉、〈疏五過論篇第七十七〉、〈徵四失論篇第七十八〉、〈陰陽類論篇第七十九〉、〈方盛衰論篇第八十〉、〈解精微論篇第八十一〉等等。

〔註79〕見《靈樞》以下各篇：〈壽夭剛柔第六〉、〈憂恚無言第六十九〉、〈通天第七十二〉、〈歲露論第七十九〉。

〔註80〕見《靈樞》以下各篇：〈壽夭剛柔第六〉、〈骨度第十四〉、〈逆順第五十五〉、〈衛氣失常第五十九〉、〈陰陽二十五人第六十四〉、〈邪客第七十一〉等。

〔註81〕見《靈樞》以下各篇：〈五變第四十六〉、〈論勇第五十〉、〈論痛第五十三〉、〈五味論第六十三〉。

〔註82〕全元起謂「素者，本也；問者，黃帝問歧伯也。」晁公武曰：「昔人謂素問者，以素書黃帝之問。」

〔註83〕《史記．扁鵲倉公列傳》曰：「受方化陰陽及傳語法」，瀧川資言《考證》曰：「傳語法蓋口授法。」，頁1156。

〔註84〕見《素問》以下各篇：〈病能論篇第四十六〉、〈氣交變大論篇第六十九〉、〈疏五過論篇第七十七〉，頁524、頁781、頁1089。

〔註85〕《素問》以下各篇：〈痿論篇第四十四〉、〈病能論篇第四十六〉、〈疏五過論篇第七十七〉，頁504、頁524、頁1089。

〔註86〕見《素問》以下各篇：〈病能論篇第四十六〉，頁524。

〔註87〕見《素問》以下各篇：〈病能論篇第四十六〉、〈疏五過論篇第七十七〉，頁524、頁1089。

〔註88〕見《素問》以下各篇：〈病能論篇第四十六〉、〈疏五過論篇第七十七〉、〈方盛衰論篇

〔註89〕、《診經》〔註90〕、《陰陽》〔註91〕，《五中》〔註92〕、《脈經上下篇》〔註93〕、《九鍼六十篇》〔註94〕、《鍼論》〔註95〕。而在《史記・扁鵲倉公列傳》，公乘陽慶教給淳于意「脈書上下經、五色診病、奇咳術、揆度陰陽外變、藥論、石神、接陰陽禁書」，公孫光教淳于意：「方化陰陽及傳語法」。在《黃帝內經》、〈扁鵲倉公列傳〉提到的內容，相近的部分有：脈經上下篇（脈書上下經）、診經（五色診病）、揆度（揆度陰陽外變）等。脈書上下經，當即陽慶所傳之「黃帝、扁鵲之脈書」，蓋即《漢志・方技略》醫經類所登錄之黃帝、扁鵲諸醫經。

西漢成帝派陳農「求遺書於天下」，請劉向、任宏、尹咸、李柱國各就所長校各類圖書，劉向依類作成提要，劉歆繼承遺業，種別分類，完成中國第一部圖書分類目錄的專著——《七略》，班固取《七略》刪其要而成《漢書・藝文志》。《漢志・方技》一略，登錄醫藥養生之書，包括「醫經」、「經方」、「房中」、「神仙」四種。《方技略》中眞正與醫藥有關者，主要還是在「醫經」及「經方」。「醫經」類列有《黃帝內經》、《外經》、《扁鵲內經》、《外經》、《白氏內經》、《外經》、《旁篇》等 7 家、216 卷；「經方」類列有《五藏六府痺十二病方》、《五藏六府疝十六病方》、《五藏六府癉十二病方》、《風寒熱十六病方》、《泰始黃帝扁鵲俞拊方》、《五藏傷中十一病方》、《客疾五藏狂顛病方》、《金創瘲瘛方》、《婦女嬰兒方》、《湯液經法》、《神農黃帝食禁》等 11 家、274 卷。

試將《漢志・方技略》當中「醫經」、「經方」與《內經》、《史記・扁鵲倉公列傳》，以及 1973 年底，長沙馬王堆三號漢墓出土的醫書 15 種作一比較〔註96〕，則漢志所謂太常、太史、博士之藏，延閣、廣內、秘室之府，以及所徵求的天下遺書，亦未必能盡錄私家、列國的藏書；而私家、列國所傳授保存的醫藥書，亦未必中央政府經見典藏；當然，亦有不少中央藏書爲民間、列國所未曾經見者。

第八十〉，頁 524、頁 1089、頁 1112。

〔註89〕見《素問》以下各篇：〈刺法論篇第七十二〉、〈本病論篇第七十三〉，頁 952、頁 989。

〔註90〕見《素問》以下各篇：〈示從容論篇第七十六〉，頁 1079。

〔註91〕見《素問》以下各篇：〈疏五過論篇第七十七〉，頁 1089。

〔註92〕同前註。

〔註93〕同〔註90〕，頁 1077。

〔註94〕見《靈樞・禁服第四十八》，卷 8，頁 1。

〔註95〕見《靈樞・官能第七十三》，卷 11，頁 2。

〔註96〕馬王堆三號漢墓，其墓葬年代爲漢文帝前元十二年（BC168），著作年代約在春秋戰國至漢代以前，見《實用中醫辭典・馬王堆漢墓醫書》，頁 498。出土的醫書有十五種：《足臂十一脈灸經》、《陰陽十一脈灸經》甲本、《脈法》、《陰陽脈死候》、《五十二病方》、《卻穀食氣》、《導引圖》題記、《陰陽十一脈灸經》乙本、《養生方》、《雜療方》、《胎產書》、《十問》、《合陰陽》、《雜禁方》、《天下至道談》。

這就呈顯出相當程度的「禁方文化」現象。請就上述現象作進一步推論：未見記載的醫藥資料，並不表示在當時就不存在。「存而不論」的禁方書，或者更多於載籍登錄者。

另一方面，同樣的醫藥資料或者由於口傳日久、或者師說紛紜，以致資料本身起了種種變異。不僅書名稱謂產生變化，甚至內容亦有參差。當爾後寫定成文字、書傳其業時，系統不一、版本紛紜，遂成了很自然的現象。

以《神農本草經》爲例，魏．吳普《本草》說藥性，一共引了 9 家的意見，其中“神農”藥性，在 120 餘種藥物下出現，某些性味與《神農本草經》所載頗不相同〔註 97〕。比較晉朝張華《博物志》、葛洪《抱朴子》所引《神農經》，內容頗互異；二者又與陶弘景整理之四卷本經文有很大不同。蓋陶弘景整理之《神農本草經》全面論述 365 種藥品之名稱、性味、主治功用等等，而張、葛所引《神農經》，僅舉部分藥物以爲議論發揮。簡言之，到南朝梁爲止，《神農本草》至少有 4 種版本。

《神農本草經》版本不一的現象，顯示以下幾種可能：或者流傳的系統不一、或者歷時久遠內容發生訛變、或者其中有時人的假託等等。

當吾人設身在早期師承式的醫學教育，普遍口授答問、實地操作的醫學環境，就應該可以理解醫藥書在這樣的大環境之下所面臨的實際情況〔註 98〕。

第四節　本草書的出現——兼論方劑書

一、歷史現象

什麼是「本草」呢？「本草」即中國藥物的統稱或原始稱號〔註 99〕。中藥何以名之「本草」？韓保昇〈蜀本草序〉說：「藥有玉石草木蟲獸，而直云本草者，爲諸藥中草類最眾也。」所以「藥」這個字的構成包含了「草頭」。

什麼是「方劑」呢？「方劑」簡稱「方」，是根據配伍的原則，總結臨床經驗，以若干藥物配合組成的藥方〔註 100〕。

最早原始人靠採集野果、種子和掘取植物的根莖充飢，在飢不擇食和缺乏經驗的情況下，經常會誤食某些有毒的植物，發生嘔吐、腹瀉、昏迷甚至死亡，經過無

〔註 97〕尚志鈞《歷代中藥文獻精華》，頁 155。

〔註 98〕《重修政和經史證類備用本草．卷 1．嘉祐補注總敘》曰：「蓋上世未著文字，師學相傳。」

〔註 99〕《實用中醫辭典》，頁 189。

〔註 100〕同前註，頁 89。

數次的嘗試，人們學會辨別某種植物可以催吐，某種植物可以瀉下，某種植物含有毒性，逐漸歸納出那些植物對人體有害，那些植物對人體有益，有時偶然吃到某些植物，減輕甚至消除了原有的病痛，這樣便積累了一些植物藥的知識〔註 101〕，這就是本草的濫觴。因此，衡諸原始的用藥情況，應當以單味為主。

爾後智識發達，加上實際治病用藥經驗的累積，發現幾種藥物經過嚴密的組織以後，在臨症上更能妥貼細致的切合病情，消除和防止有害於人體的不良反應，從而發揮更大的治療作用〔註 102〕。

本草書記載藥物的名稱、性味、生長環境、主治功用或藥物的型態、採造加工、七情畏惡等。方劑書則記載治病所用的方劑，譬如說，有時是針對身體某部位來治病，有時是關於婦人、小兒，或不同性別、年齡、對象的疾病；有時是某醫家有名的方劑。

本草或方劑，在非醫書的記載，常混稱為「藥」。《禮記・月令》云：「孟夏之月也，聚畜百藥」，《周禮・天官冢宰下》云：「醫師，掌醫之政令，聚毒藥以共醫事」，此之藥當為「治病草」。《禮記・曲禮下》云：「君有疾飲藥，臣先嘗之；親有疾飲藥，子先嘗之。醫不三世，不服其藥。」《左傳・成公十年》云：「在肓之上、在膏之下，攻之不可，達之不及，藥不至焉。」此之藥當是經過調劑、加以配伍，用來治病的藥方——「方劑」。

《內經》時代，已經有方劑君臣使及上藥、中藥、下藥的不同概念。《素問・至真要大論篇第七十四》云：

> 帝曰：「方制君臣，何謂也？」歧伯曰：「主病之謂君，佐君之謂臣，應臣之謂使。非上下三品之謂也。」帝曰：「三品何謂？」歧伯曰：「所以明善惡之殊貫也。」

君藥是方劑配合中的主藥，也就是針對主症起主要作用的藥物。臣藥是輔助主藥加強主藥功效的藥物。使藥與臣藥相應，可以導其藥勢，是方劑中的引經藥物。「君臣使」係利用封建的階級稱謂來比擬藥物在制方中的不同重要性，這和上中下三品的分類不同。所謂上中下是以藥物本身服食、養生、治病為功效的標準來區分，藥性作用因而有善惡的不同分類。

衡諸醫藥文化由簡趨繁，本草書的成立應當早於方劑書，或與之同時期（由認識單味藥物，進而利用多味藥物之間的協同或牽制力量來加強治病效力或抑制副作用）。但是，不管是由出土實物或圖書的記載，皆否定以上的假設。

〔註 101〕甄志亞《中國醫學史》，頁 3。
〔註 102〕陳德生《中醫學入門》，頁 288。

西元 1973 年年底，湖南長沙馬王堆三號漢墓出土之醫書 15 種，其著作年代約在春秋戰國至漢代以前。其中《五十二病方》是我國現今已經發現的最古之醫方，該方書之方劑多包含二味藥以上，與〈養生方〉、〈雜療方〉皆以治病、補益、強筋壯陽、延年祛老爲主。

班固以《七略》爲底本，「刪其要」而成《漢書藝文志》，是中國首次正式的圖書編目。《漢志・方技略》「醫經」類登錄醫學理論書；「經方」類則是對症的藥方。「經方」登錄《五藏六府痹十二病方》、《五藏六府疝十六病方》……等等 11 家、274 卷。經方記載治療五臟六腑的風溼病、心腹氣病、黃疸病，風寒熱外感病，五臟內傷病、精神病、刀傷抽搐症、婦人病、小兒病等病的方劑，泰始、黃帝、俞拊、扁鵲四家的方劑，方劑浸煎法及食療養生方。

西元 1972 年 11 月，甘肅武威旱灘坡地漢墓出土之 92 枚簡牘，記載醫方 32 首，簡牘時間屬東漢早期〔註 103〕。

《傷寒雜病論》撰者爲東漢張機，字仲景，靈帝時舉孝廉，建安年間任長沙太守，「著論 22 篇，合 397 法，113 方」〔註 104〕，陶弘景云：「最爲眾方之祖宗。」（《神農本草經・序錄》）

今試以《五十二病方》、《武威漢代醫簡》、《傷寒論》其中方劑，整理比較於下。

《五十二病方》

1. 諸　傷

組成藥物	使用方法	作　用
□膏、甘草、桂、薑、椒		
朐、赤小豆	研碎飲用	解痛
薺菜子	浸酒	
白雞毛、人髮、百草末	等量燒灰、溫酒飲用	
羊屎	燒熱外敷	治刀傷
髮	燒灰	止血
敗蒲席	燒灰	止血
豬油膏		消瘢痕
男子鼻液		消瘢痕
豬油膏、烏喙		治金傷

〔註 103〕〈武威漢代醫簡的發現與清理〉，頁 20～頁 21。
〔註 104〕徐春甫《古今醫統大全・卷之 1・歷世聖賢名醫姓氏》，頁 14～頁 15。

續斷根、獨活、黃芩、甘草、烏喙		
黃芩、豬油膏		
杏仁	拌油膏	
消石	作成溶液、洗滌傷口	
鼷鼠、鯍魚、辛夷、甘草	浸溫酒	治金傷止痛
薺菜子、朮根去皮	加酒飲	治金傷止痛

2. 傷　痙

組　成　藥　物	使　用　方　法	作　　用
鹽	炒黃熨	
李子(或李根)	湯煮，濾汁飲	
豬油膏、礜石		
狗肉、溯舉蠪	置甕中，浸泡井底	
薤	加酒煮沸飲用	
黃芩、甘草、豬油膏	外敷	

《武威漢代醫簡》

（1）治久咳上氣喉中如百蟲鳴狀，卅歲以上方：

柴胡、桔梗、蜀椒、桂、烏喙、薑，研碎，以白蜜和成丸含。

（2）治傷寒逐風方：

附子、蜀椒、澤瀉、烏喙、細辛、朮，研碎，以酒飲用，日三飲。

《傷寒論・辨太陽病脈證並治上篇》

桂枝湯

適應症：太陽中風，陽浮而陰弱，陽浮者熱自發，陰弱者汗自出。濇濇惡寒，淅淅惡風，翕翕發熱，鼻鳴，乾嘔者，桂枝湯主之。

組成：桂枝、芍藥、甘草（炙）、生薑（切）、大棗（擘）

煎煮法：右五味，㕮咀三味，以水七升，微火煮取三升。

服用規定：去滓，適寒溫，服一升。服已須臾，歠熱稀粥一升餘，以助藥力。若一服汗出，病差，停後服，不必盡劑；若不汗，更服依前法。又不汗，後服，當小促其間，半日許，令三服盡。若病重者，一日一夜服，周時觀之。服一劑盡，病證猶在者，更作服；若汗不出，乃服至二、三劑。

服後護理：溫覆令一時許，遍身漐漐微似有汗者益佳。不可令如水流漓，病必不除。

禁忌：禁生冷、黏滑、肉麵、五辛、酒酪、臭惡等物。

從以上可見，《五十二病方》還有使用許多單味藥來治病的記載，接近早期用藥的質樸型態。其治法或外用、或內服，類似今日某些民間療法，如以熱鹽熨、酒消毒傷口，或用油脂來滋潤皮膚、修護表皮細胞；其文字敘述，質樸簡單。《武威漢代醫簡》所用方劑，皆由二種或二種以上藥物組成，列出服用法、每日服用次數。《傷寒論》使用之方劑由多味藥組成，且所用藥物多加注炮炙加工的狀況、方劑煎煮法、服用規定、禁忌及服後的護理。

單就《五十二病方》與《傷寒論》來比較，前者治傷痙，或以鹽炒黃熨，或煮薤酒飲、或豬油膏煎汁澆灌，目的都在驅除傷口中的寒氣，至於各方適用時機之差別性，並未加以說明。《傷寒論》將各方劑之適應症辨析得十分清楚，確立了「辨證論治」的醫療原則〔註 105〕。方劑的應用發展到張仲景，已經相當有組織體系。

再論本草及其相關典籍。

《史記》的年代止於漢武帝天漢四年（BC97），該書尚未出現「本草」。約 66 年之後，西漢末成帝建始 2 年（BC31），宮廷有「本草待詔」的官職〔註 106〕。平帝元始 5 年（AD5），中央曾召集「本草」教授到京師〔註 107〕，「本草」才正式受到政府的認證，成爲歷史的新名詞。當時人樓護自幼誦醫經、本草之書〔註 108〕，。但是《漢書・藝文志》並未登錄任何的本草書。

最早見於圖書登錄的本草書是《子義本草經》。晉武帝咸寧五年，汲郡人不準盜掘魏襄王墓，出土「竹簡小篆古書十餘萬言」〔註 109〕，據說都是先秦古書。當時荀勗領秘書監，受詔整理這批汲郡冢中的古文竹書，收歸宮中祕藏，又根據魏秘書郎鄭默《中經》的體例，將宮內祕藏的經籍重新編目整理，分爲甲、乙、丙、丁四部，稱爲《中經新簿》或《中經簿》〔註 110〕。唐・賈公彥疏解《周禮》時，大概參見到

〔註 105〕同〔註 101〕，頁 16～頁 18。

〔註 106〕見《漢書卷 25 下・郊祀志第 5 下》，頁 1258。

〔註 107〕見《漢書卷 12・平帝紀第 12》，頁 359。

〔註 108〕見《漢書卷 92・游俠傳第 62・樓護》，頁 3706。

〔註 109〕見《晉書卷 3・帝紀第 3・武帝》，頁 70。

〔註 110〕見《晉書卷 39・列傳第 9・荀勗》曰：「得汲郡冢中古文竹書，詔勗撰次之，以爲《中經》，列在祕書。」，頁 1154。《隋書卷 32・志第 27・經籍 1 序》：「魏秘書郎鄭默始制中經，秘書監荀勗又因中經更著新簿，分爲四部，總括群書。」，頁 906。

晉朝的《中經簿》，所以引出當中的《子義本草經》一卷〔註 111〕。「本草」一詞，始見於《漢書》，再加上汲冢古文竹書的年代至今尚有爭議，因此，比較保守的說，《子義本草經》應當出現於晉代以前。

《神農經》、《神農本草》，散見晉・皇甫謐（AD215～AD282）的《帝王世紀》、張華（AD232～AD300）的《博物志》及葛洪（AD283～AD363）的《抱朴子》。皇甫謐《帝王世紀》云：

炎帝神農氏，……著《本草》四卷。

張華《博物志・藥論》云：

《神農經》曰：「上藥養命，謂五石之鍊形，六芝之延年也。中藥養性，合歡蠲忿，萱草忘憂。下藥治病，謂大黃除實，當歸止痛。夫命之所以延，性之所以利，痛之所以止，當其藥應以痛也。違其藥，失其應，即怨天尤人，設鬼神矣。」〔註 112〕

又云：

《神農經》曰：「藥物具有大毒，不可入口鼻耳目者，入即殺人。一曰鉤吻，二曰鴟，三曰陰命，四曰內童，五曰鴆，六曰蝠蟜。」〔註 113〕……

又：

《神農經》曰：「藥物具有五毒：一曰狼毒，木占斯解之；二曰巴豆，藿汁解之；三曰黎盧，蔥湯解之；四曰天雄、烏頭，大豆解之；五曰班茅，戎鹽解之。毒采害，小兒乳汁、溺解之，先食飲二升。」〔註 114〕……

又：

《神農本草》云：「雞卵可作琥珀，其法取伏苓、雞瞉黃白渾者煮，及尚軟隨意刻作物，以苦酒漬數宿，既堅，內著粉中，佳者乃亂眞矣。此世所恆用，作無不成者。」〔註 115〕

葛洪《抱朴子內篇・仙藥卷第 11》云：

抱朴子曰：「《神農四經》曰：『上藥令人身安命延，昇爲天神，遨遊

〔註 111〕《周禮・天官冢宰下》，鄭玄注「疾醫」曰：「其治合之齊，則存乎神農、子儀之術。」賈公彥疏曰：「案劉向云：扁鵲治趙太子暴疾尸蹷之病，使子明炊湯、子儀脈神、子術案摩。又《中經簿》云，《子義本草經》一卷。儀與義一人也。若然，子義亦周末時人也。」

〔註 112〕《博物志校證》，頁 48。

〔註 113〕同前註。

〔註 114〕同〔註 112〕，頁 48～頁 49。

〔註 115〕同〔註 112〕，頁 50。

上下，使役萬靈。體身毛羽，行廚立至。』又曰：『五芝及餌丹砂、玉札、曾青、雄黃、雲母、大乙禹餘糧，各可單服之，皆令人飛行長生。』又曰：『中藥養性，下藥除病。能令毒蟲不加，猛獸不犯，惡氣不行，眾妖併辟。』」〔註 116〕

直至晉以後，南朝・梁陶弘景（AD456～536）才正式編修整理四卷本《神農本草經》。

比較張華、葛洪二家所引《神農經》，與曾經陶弘景整理之四卷本經文，有以下異同。三者皆有上藥養命、中藥養性、下藥治病之說，是爲共同處。至於不同點，《本經》365 品，俱未見於張、葛之論，此其一；《博物志》所引《神農經》之合歡、萱草、鵰、陰命、內童、鴆、鷸蟜、木占斯及雞卵作琥珀法，未見於四卷本《神農本草經》，此其二。《本經》全面論述 365 種藥物，而張、葛所引《神農經》，僅舉少數藥物以爲議論發揮。

陶弘景《神農本草經・序錄》曾經提到華陀的二個弟子——李當之、吳普。二氏皆有本草著作，惟李書今已失傳，那琦先生從《太平御覽》鈎輯《吳氏本草》170 餘條，尚志鈞則輯得 191 種藥〔註 117〕。

《吳氏本草》說藥性，一共引證了 9 家的論點，其中“神農”藥性，在 120 餘種藥物下出現，某些性味與《神農本草經》所記載不同〔註 118〕。通過吳普的引述，使我們了解到，在魏晉以前還有多種多樣的本草著作〔註 119〕。

綜上所述，到南朝梁爲止，稱“神農本草”的版本約四種，內容頗異。

梁、阮孝緒（AD479～AD536）將宋齊以來的公私藏書編成《七錄》，是六朝重要的目錄學著作〔註 120〕，該書雖已失傳，惟序目尚保存於唐・釋道宣《廣弘明集》，而部分內容則轉錄於《隋書經籍志》。《廣弘明集卷之 3・七錄目錄・術伎錄內篇 5》曰：「醫經部 8 種、50 卷，經方部 40 種、1259 卷。」較之《漢志・醫經》之 7 家、216 卷，卷數減少；與《漢志・經方》之 11 家、274 卷，則卷數明顯增多。《隋書經籍志・經籍 3 子・醫方》登錄《神農本草》八卷及《桐君藥錄》三卷兩條，下有小字云：

梁有《神農本草》五卷，《神農本草屬物》二卷，《神農明堂圖》一卷，《蔡邕本草》七卷，《華陀弟子吳普本草》六卷，《陶隱居本草》十卷，《隨

〔註 116〕《抱朴子》，頁 44。
〔註 117〕那琦《本草學》，頁 22；尚志鈞《歷代中藥文獻精華》，頁 157。
〔註 118〕尚志鈞《歷代中藥文獻精華》，頁 158。
〔註 119〕同前註。
〔註 120〕唐・釋道宣《廣弘明集・卷之 3・七錄序》曰：「凡自宋齊已來，王公搢紳之館，苟能蓄聚墳籍，必思致其名簿，……校之官目，更爲新錄，……名《七錄》。」

費本草》九卷，《秦承祖本草》六卷，《王季璞本草經》三卷，《李譡之本草經》、《談道術本草經鈔》各一卷，《宋大將軍參軍徐叔嚮本草病源合藥要鈔》五卷、《徐叔嚮等四家體療雜病本草要鈔》十卷，《王末鈔小兒用藥本草》二卷，《甘濬之癰疽耳眼本草要鈔》九卷，《陶弘景本草經集注》七卷，《趙贊本草經》一卷，《本草經輕行》、《本草經利用》各一卷，亡。……梁有《雲麾將軍徐滔新集藥錄》四卷，《李譡之藥錄》六卷，《藥法》四十二卷，《藥律》三卷，《藥性》、《藥對》各二卷，《藥目》三卷，《神農採藥經》二卷，《藥忌》一卷，亡。〔註 121〕

關於本草、藥物的專門著述，較諸前代已經增加不少。

綜上所述作成幾點結論：

一、先秦以來，方書代出，而本草著述蔑聞。

二、用藥治病由原始社會對單味藥的多方嘗試，演進到秦漢之間，單味與方劑並行。鑒於長期的醫療經驗，尤其肯定方劑對於實際治病的價值，並注意到藥物的炮製、用藥的規定與禁忌等。當時的治病方法，部分仍保存民間療法的型態。

三、東漢早期的《武威漢代醫簡》保存了比較完整的醫方 32 首，方中所列的藥物 100 味，詳細記載了病名、病狀、藥物、劑量、製藥方法、服藥時間，以及各種不同的用藥方式，方劑的發展較諸秦漢更進一步。

四、東漢張機《傷寒雜病論》，錄方劑 375 首，用藥 241 種，概括臨床各科的常用方劑，在六法、配伍、遣方、用藥上都有嚴格的要求和嚴謹的法度，其中劑型種類有 10 餘種，而且沿用至今。至此，方劑學有了顯著的發展。

五、相對於方劑書的蓬勃氣象，「本草」在西漢末年始躍登史冊，成爲《漢書》的新名詞。

六、自東漢以後，各家相繼撰注本草。

七、古本草出現。

八、晉代士人引《神農本草》，內容頗相異，南朝．梁陶弘景整理舊作，又與魏．吳普《本草》及晉人諸說有別；顯示《神農本草》傳本不一、時人假託，或歷經時間而內容發生訛變等種種的可能。

九、吳普《本草》引九家說藥性，顯示魏晉以前，民間有多種多樣的本草。

十、南朝宋齊以來，士族對於醫藥書的興趣，已明顯由醫學理論轉移到「經方」

〔註 121〕《隋書．卷 34．志第 29．經籍 3》，頁 1040～頁 1041。余嘉錫〈寒食散考〉云：「凡隋志所謂梁有某書亡者，謂唐武德五年運隋煬帝東都所藏之書，……泝河西上，行經砥柱，多被漂沒，其書遂亡，非必隋時本無其書。」，頁 3。

一類。

二、分析原因

本草書的出現何以會晚於方劑書呢？學術講究的不僅是知其然，還要了解其所以然，因此，在認識現象之後，請嘗試探究其背後原因。

（一）因應治病的需要

《說文解字注・卷 14 下》云：「醫，治病工也。」一針見血道出醫者的任務在於治病。治病時，要針對患者的病來用藥，其重點就在兩方面——「病」和「藥」。一般患者所表現的症狀通常比較複雜，不會只有單純的一種。如果應用單味藥，只能發揮其專一療效而無法解除其他症狀。其次，單味藥的某些藥理作用如果沒有其他藥的輔助配合，就無法作一定的發揮。再者，單味藥的副作用比較強烈。在長期的臨床經驗中，醫者認識到藥物之間經過配伍，會有協同作用、抑制和拮抗等七情關係。利用藥物之間的互動關係，將藥物加以嚴密的組織，在臨症上更能切合病情，消除和防止有害於人體的不良反應，從而發揮更大的治療作用。因此，在實際治病的要求上，方劑的價值即遠大於單味藥。其次，作爲一個醫者，如何將獨家秘方代代傳續，是其生命的重要的課題。而中央或地方政府，典藏實用或名家的方劑以備不時之需，更是責無旁貸。這就是方劑書的出現早於本草書的主要原因。

再者，識藥、採藥、炮製藥是古醫的基本入門功〔註 122〕。這些工夫皆著重在實地操作，書面的記載當然列在其次了。

（二）醫藥分科的刺激

漢以前，醫藥不分，藥附屬於醫。西漢末，本草候用官、本草教授、本草書的出現，預示醫藥分科的專精化。《後漢書・百官志》記載少府屬官在原來的太醫令之外，又增設主藥的藥丞、主藥方的方丞，更是醫藥走向精細化、專業分科政策的具體落實。

早期醫師精通多種醫技，東漢以後則有專門名家。如東漢和帝之太醫丞郭玉，師承針石〔註 123〕。華陀弟子樊阿善針術〔註 124〕，李當之、吳普傳本草。張仲景著《傷寒雜病論》，爲「眾方之祖」。晉太醫令王叔和撰《脈經》，爲中國脈學理論之嚆

〔註 122〕孫思邈《千金方》引《藥對》之文說：「古之善爲醫者，皆自採藥，審其體性所主，取其時節早晚。」引自王筠默《神農本草經校證》，頁 61。
〔註 123〕見《後漢書卷 82 下・方術列傳第 72 下・郭玉》，頁 2735。
〔註 124〕見《後漢書卷 82 下・方術列傳第 72 下・華陀》，頁 2740。

矣。皇甫謐以針灸鳴，並有專述。南朝宋、齊間人雷斅著《雷公炮炙論》，確立中藥加工炮製的操作方法。梁·陶弘景整理《神農本草經》並且編注《本草經集注》等，凡此總總豈非醫藥分科走向專業化與精細化之後的百家爭鳴？

陶弘景《本草經集注》，踵繼《神農本草經》之後，第二次對中國本草加以整理，由原來上、中、下——養命、養性、治病三品，三品之下再分草、木、蟲、石、穀五類的“藥物功效分類法”，改為玉石、草木、禽獸、蟲魚、果菜、米穀，和有名無用等七大類的“自然來源分類法”，其下仍保留上、中、下三品的區分。陶弘景在編輯上分類主次的改變，以及禽獸、果菜的細分，顯示更強化“來源採集”的目標。《本草經集注》並注出藥物的當時產地、一般用法及形態等。謝文全先生說：

> 用功效分類是便於臨床應用，以屬性分類（按：即本文所說的自然來源分類）則是便於生藥學的研究。〔註125〕

藥物從昔時治病需要的附屬地位獨立出來，正式成為專門的一科。

（三）服食風氣的效應

東漢以來，服食求神仙下降到士族階級。士人欲求長生不老，常保康健，便注重服食攝養，其法大致有三：一為煉丹，二為服藥，三為服石。不管煉金丹或服藥石，基本上都需要認識藥物、了解藥物。金丹之冶煉、藥石之炮炙，其製作過程皆能影響藥物的品質；藥物該如何組織配伍，以達到養生不老的效果，也是服食家關切的主題。因應當日社會的服食求仙風氣，仙經、道經、本草書、藥物炮製論、養生方等等相繼出現。梁·阮孝緒《七錄》，參考「宋齊已來，王公搢紳之館……，校之官目」之公私藏書，得經方部140種、1259卷。較諸《漢志》所錄經方卷數多出四倍有餘。一言蔽之，某種性質圖書之出現，可視為時代的需要與供給的刺激效應下之產物。

服食家本身不乏精通醫術者，如葛洪鍊丹而綜練醫術，自言「治金丹術者，宜兼通醫術」，著有《抱朴子》、《神仙傳》、《金匱藥方》、《肘後備急方》；皇甫謐服散而習覽經方，手不輟卷；梁陶弘景有養生之志，明醫術本草，撰《本草經集注》、增述《補闕肘後百一方》。這些多才多藝的養生家，結合經驗與理論，撰製出合乎時代需要的專門作品。

當日煉丹家普遍認為，欲作大藥，必入名山，絕人事，神藥乃可成；而服食家亦遍歷名山，尋訪仙藥。煉丹服食採集炮製，均須藉助於所謂的仙經及本草。

〔註125〕謝文全《本草學總論》，頁94～頁95。

《晉書》記載：嵇康常修養性服食之事，以爲神仙稟之自然，非積學所得，至於導養得理，則安期、彭祖之倫可及，乃著《養生論》〔註 126〕。嘗採藥游山澤，會其得意，忽焉忘反。……又遇王烈，共入山，烈嘗得石髓如飴，即自服半，餘半與康，皆凝而爲石。又聞道士遺言，餌朮、黃精，令人久壽，意甚信之〔註 127〕。

其次，王羲之雅好服食養性，……起初南渡來到浙江，便欲終老此間。羲之既去官，又與道士許邁共修服食，採藥石不遠千里〔註 128〕。

陶弘景得《神農本草經》舊本加以整理，〈序錄〉云：

> 上藥 120 種爲君，主養命以應天，……欲輕身益氣不老延年者，本上經；中藥 120 種爲臣，主養性以應人，……欲遏病補虛羸者，本中經；下藥 125 種爲佐使，主治病以應地，……欲除寒熱邪氣、破積聚、愈疾者，本下經。

經文言藥物之主治功用，涉及「益氣」、「耐寒暑」、「不飢」、「不渴」、「不老」等等養生詞彙者，上品藥有 110 種、中品 23 種、下品 9 種，計 142 種；經文「久服以下」爲服餌長生語，「久服以上」爲治病語。

陶弘景又以《神農本草經》藥物爲基礎，增添魏晉以來藥品，計 730 種，對於藥品當時的用法、產地、生長環境、生長型態，仙家道經鍊餌服食之法及其使用情形，並皆一一注明。

由此看來，《神農本草經》暨《本草經集注》，頗類似當日服食養生家之參考用書。

第五節　藥理觀

藥理學是研究藥物性質和作用的一門科學〔註 129〕，藥理即有關藥物的性質和作用。本節討論周秦兩漢的藥理觀，分別從「藥與毒」、「藥與陰陽五行的關係」來論述當時對藥物的認識與見解。

一、藥與毒

《周禮・卷第 2・天官冢宰下》云：「醫師，掌醫之政令，聚毒藥以供醫事。」鄭玄注曰：「藥之物恆多毒，孟子曰：『藥不瞑眩，厥疾不瘳。』」《鶡冠子・卷上・

〔註 126〕見《六臣註文選卷第 53・論 3・嵇叔夜養生論》。
〔註 127〕見《晉書卷 49・列傳第 19・嵇康》，頁 1369～頁 1370。
〔註 128〕見《晉書卷 80・列傳第 50・王羲之》，頁 2098、頁 2101。
〔註 129〕陳岱全《藥理學》，頁 1。

環流第五》云：「積毒成藥，工以爲醫。」〔註 130〕《淮南子·繆稱訓第十》曰：「物莫所不用，天雄、烏喙，藥之凶毒也，良醫以活人。」《淮南子·詮言訓第十四》曰：「割痤疽非不痛也，飲毒藥非不苦也，然而爲之者，便於身也。」《史記·扁鵲倉公列傳》云：「毒熨。」瀧川資言考證曰：「多紀元胤曰：『按毒即毒藥之義。』中井積德曰：『以藥物熨帖，故曰毒藥。』」

出現在《周禮》、《淮南子》的毒藥、《鶡冠子》的積毒成藥，其實就是藥物；《淮南子》的藥之凶毒，以天雄、烏喙爲例，係針對藥物的毒性大講。而鄭玄解釋《周禮》稱藥物爲毒藥的理由是：「藥之物恆多毒，孟子曰：『藥不瞑眩，厥疾不瘳。』」由鄭氏引孟子說法來推溯，鄭玄以爲藥物恆有副作用，所以稱之爲「毒藥」。《尚書·說命上》云：「若藥弗瞑眩，厥疾弗瘳。」《正義》曰：「瞑眩者，令人憒悶之意也。……然則藥之攻病，先使瞑眩憒亂，病乃得瘳。《傳》言『瞑眩極者』，言悶極藥乃行也。」〔註 131〕瞑眩，乃是服藥之後機體產生的噁心、頭眩、胸悶的藥物反應。那琦先生說：「緣於藥之副作用。」〔註 132〕當然，藥物的副作用與其毒性也互相關連。

《說文·一篇下》曰：「藥，治病草。」《說文·一篇下》亦曰：「毒，厚也。害人之草，往往而生，從草。」藥和毒其實都是草；藥性強烈的草，用之不當足以害人，攻於當病，則足以活人。是否因爲「毒」與「藥」有上述的關連，因此世人以毒、毒藥來代稱藥物呢？《史記會注考證》既視毒、毒藥爲同義詞，因而挹注解釋之呢？姑存疑焉。

在醫書《素問》當中，以毒、毒藥逕代稱藥性強烈的藥物〔註 133〕〈六元正紀大論第七十一〉云：

> 黃帝問曰：「婦人重身，毒之何如〔註 134〕？」歧伯曰：「有故無殞，

〔註 130〕鶡冠子相傳爲春秋時楚人，因居於深山，以鶡鳥羽爲冠，故以爲號，並用以命書名，《漢書藝文志》曾著錄《鶡冠子》一篇，依此推論，該書當成於西漢或西漢以前。

〔註 131〕見《尚書注疏卷第十》。

〔註 132〕那琦《本草學》，頁 10。

〔註 133〕在《內經》當中，以毒或毒藥代稱藥物尚有以下各篇。《素問·異法方宜論第十二》云：「西方者，……邪不能傷其形體，其病生於內，其治宜毒藥。」〈移精變氣論第十三〉云：「今世治病，毒藥治其內，鍼石治其外。」〈湯液醪醴論第十四〉云：「當今之世，必齊毒藥攻其中，鑱石鍼艾治其外也。」〈疏五過論第七十七〉云：「聖人之治病也，必知天地陰陽、四時經紀、五藏六府、雌雄表裏、刺灸砭石、毒藥所主。」《靈樞·九鍼十二原第一》云：「余欲勿使被毒藥，無用砭石，……。」《靈樞·論痛第五十三》云：「腸胃之厚薄堅脆亦不等，其於毒藥何如？」明·張介賓《類經·12 卷·論治類》曰：「毒藥者，總括藥餌而言。凡能除病者，皆可稱爲毒藥。」

〔註 134〕明·張介賓《類經·12 卷·論治類》云：「毒之，謂峻利藥也。」

亦無殞也。……大積大聚，其可犯也，衰其大半而止，過者死。」

黃帝問婦女懷孕，若用峻利的藥物治療將會如何？歧伯回答有其病而投以相應的峻藥，是不會有所損傷的。但病情改善大半就要停藥，若過度使用就會致死。這裏的毒係指藥性強烈的藥物。

《素問・示從容論第七十六》說黃帝讚美雷公能了解藥物的適應性：「子別試通……毒藥所宜。」在〈徵四失論第七十八〉，提到醫師治療時所犯的第四個過失是沒有詳細了解患者是否為藥物所傷：「或傷於毒。」這裏毒藥、毒指的是藥物。

《神農本草經・序錄》說三品藥：「無毒，無毒有毒，多毒」；《素問・至眞要大論第七十四》云：

有毒無毒，所治爲主，適大小爲制也。

不論有毒、無毒的藥物，都要以治病爲主要目標，並且根據病情的輕重，確定方劑的大小。這裏的無毒、有毒，解釋成藥性的溫和或強烈、有無副作用、有無毒性，皆可以說得通。

《素問》進一步把藥物分成有毒、大毒、常毒、小毒、無毒。〈五常政大論第七十〉云：

帝曰：「有毒無毒，服有約乎？」歧伯曰：「……大毒治病，十去其六；常毒治病，十去其七；小毒治病，十去其八；無毒治病，十去其九。穀肉果菜，食養盡之，無使過之，傷其正也。

主要是說，以大毒的藥物治病，病去十分之六就應當停藥；以一般毒性的藥物治病，病去十分之七即停藥；以小毒的藥物治病，病去十分之八即停藥；以沒有毒的藥物治病，病去十分之九即停藥。再用穀肉果菜等食療法來培養正氣，疾病自然痊癒。這裏是指毒性大小有別的藥物，應用於治病時的停藥時機。

現代藥理學以爲，沒有不具毒性的藥物。它們的毒性可能微不足道，但有時卻嚴重得足以致命；有時服藥後就立即發作，有時則長期服用才出現；有的只有部分病人才發生，或是與他藥合併服用時才出現〔註 135〕。究其源，「藥物有毒」的觀念在我國周漢時已經具備。

二、藥與陰陽五行的關係

（一）藥與陰陽的概念

《素問》以爲陰陽是宇宙間第一基本原理，萬物皆由陰陽而消長而變化，也可

〔註 135〕同〔註 129〕，頁 21。

以用陰陽作為歸納推論的基本規律〔註 136〕。陰陽是相對的對立，故曰：「陰中有陽，陽中有陰」（〈天元紀大論第六十六〉）。陰陽不斷地相互作用，而不斷表現消長進退的現象，正是「陰陽相錯，變由是生。」（〈陰陽應象大論第五〉）陰陽消長的不斷變化，以達到陰陽平衡為準則。

且就人體生理而言，陰陽平衡則健康，其一偏勝或偏衰、失去平衡就會生病〔註 137〕，故曰：「陰陽反作，病之逆從也。」〔註 138〕體內陰陽偏勝，會產生什麼症狀呢？「陰勝則陽病，陽勝則陰病，陰勝則寒，陽勝則熱。重寒則熱，重熱則寒。」〔註 139〕陰偏勝則陽衰，就會病寒；陽偏勝則陰衰，就會病熱。但物極必反，寒甚反見熱象，熱甚反見寒象，所以治療疾病就是在恢復體內的陰陽平衡：「謹察陰陽所在而調之，以平為期」〔註 140〕。

人體陰陽失去平衡，利用偏勝氣味的藥物來治療，從而改善或恢復由疾病引起的陰陽失調現象，使之致中和，達到治療的目的，故〈陰陽應象大論第五〉云：「陽病治陰，陰病治陽」，患陽熱盛的病，治療應滋陰；患陰寒盛的病，治療當扶陽。「治寒以熱，治熱以寒」〔註 141〕，用熱藥治療寒證，用寒藥治療熱證。「虛則補之」〔註 142〕、「寒者熱之、熱者寒之、堅者削之、客者除之、勞者溫之、結者散之、留者攻之、燥者濡之、急者緩之、散者收之、損者溫之、逸者行之、驚者平之」〔註 143〕，病症堅實者，用削堅法；邪客留於體內者，用祛邪法；病症虛勞者，用溫補法；氣血鬱結者，用散結法；病邪留止不去者，用攻逐法；津液乾燥者，用滋濡法；病症拘急者，用緩和法；正氣耗散者，用收斂法；病症虛損者，用溫補法；氣血停滯者，用行氣活血法；驚悸不安者，用鎮靜安神法，都是一種「調其有餘不足而使之平也」的治療方法〔註 144〕。張介賓曰：

> 藥以治病，因毒為能。所謂毒者，以氣味之有偏也，所以去人之邪氣。

〔註 136〕《素問・陰陽應象大論第五》云：「陰陽者，天地之道也，萬物之綱紀，變化之父母，生殺之本始，神明之府也。治病必求其本。」陰陽對立、統一的法則，是大自然所遵循的，萬事萬物的提攜引導，所有事物的變化，都依據此法則而產生，一切的衰滅或發生都依此法則而開始，人所表現出來變化莫測的生理、心理活動也都離不開它的範圍，所以治病非追究這根本原則不可。

〔註 137〕莊宏達《內經新解》，頁 40～頁 41。

〔註 138〕《素問・陰陽應象大論第五》。

〔註 139〕同前註。

〔註 140〕《素問・至眞要大論第七十四》。

〔註 141〕同前註。

〔註 142〕《素問・五常政大論第七十》。

〔註 143〕同〔註 140〕。

〔註 144〕見陳邦賢《中國醫學史》，頁 22。

其爲故也，正以人之爲病，病在陰陽偏勝耳。欲救其偏，則惟氣味之偏者能之。

即此之謂也。

藥的陰陽又如何來辨明呢？「陽爲氣，陰爲味」，「清陽出上竅，濁陰出下竅。清陽發腠理，濁陰走五藏。清陽實四支，濁陰歸六府，水爲陰，火爲陽」，「陰味出下竅，陽氣出上竅。味厚者爲陰，薄爲陰之陽；氣厚者爲陽，薄爲陽之陰。味厚則泄，薄則通；氣薄則發泄，厚則發熱」，「氣味辛甘發散爲陽，酸苦涌泄爲陰」〔註 145〕，「陽主外，陰主內」〔註 146〕，「陽者主上，陰者主下」〔註 147〕。引文的意思是說，藥物其作用屬陽，形質屬陰。屬清陽者出於上竅，屬濁陰者出於下竅。清陽主衛外，故發於腠理，濁陰主守內，故入於五臟。清陽外充四肢，濁陰內歸六腑。屬陰味的最後由下竅排出，屬陽氣的最後由上竅呼出。味厚的是陰中之陰，味薄的是陰中之陽。氣厚的是陽中之陽，氣薄的是陽中之陰。味厚的能使大便泄瀉，味薄的能使之宣腸。氣薄的能發散周身，氣厚的有發熱的作用。從氣味上說，辛甘能發散，作用於人體之表，屬陽；酸苦能吐瀉，作用於人體之內臟，屬陰。茲將前述整理成簡表如下：

（1）

厚　薄 陰　陽 氣　味	厚	薄
氣	陽中之陽	陽中之陰
味	陰中之陰	陰中之陽

（2）

身　體 陰　陽	上　下	表　裏	內　外
清　陽	上　竅	腠　理	四　肢
濁　陰	下　竅	五　臟	六　腑

〔註 145〕同〔註 138〕。

〔註 146〕《素問・皮部論第五十六》。

〔註 147〕《靈樞・口問第二十八》。

（3）

氣味／作用／陰陽	辛　甘	苦　酸
陽	發　散	
陰		涌　泄

（4）

陽	清	氣	火	外	上
陰	濁	味	水	內	下

（二）藥與五行的概念

五行五元對等生尅的模式，較諸陰陽二元觀點「抑制和亢進」更進一大步。此五元間並無從屬的關係，而是以環化（生）和制衡（尅）來維繫集合整體性的穩定，此乃是《內經》多元體內環境恆定的觀念〔註 148〕。

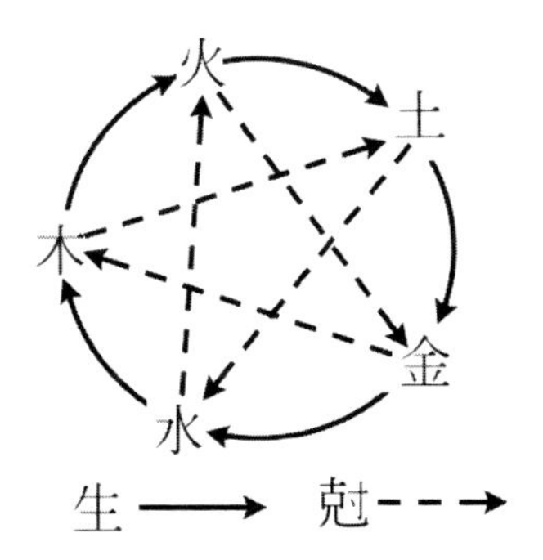

五行之間在正常的關係中，都是進行相互助長（相生）和相互克制（相尅）的作用，以達到整體事務的穩定平衡狀態，這也是陰陽對立、統一原理的進一步發展。因此，五行是繼陰陽之後更細膩地歸類宇宙萬象的一種模式。

古人觀察物象，加以歸類，凡有放射、發散、運動、曲直性質的，都屬於「木」性；凡有上昇、炎熱性質的，都屬於「火」性；凡有滋生、默化、寧靜性質的，都屬於「土」性；凡有收斂、肅殺性質的，都屬「金」性；凡有下降、凝滯、清寒性質的，都屬於「水」性，故《尚書‧洪範篇》云：「木曰曲直」、「火曰炎上」、「土爰稼穡」、「金曰從革」、「水曰潤下」。木、火、土、金、水乃是利用取象比類所得的五

〔註 148〕同〔註 137〕，頁 48。

個代稱詞，若欲以單純的符號a、b、c、d、e代稱之，亦無不可〔註149〕。

若以陰陽的屬性觀之五行，則火為陽中之陽，為太陽；木為陽中之陰，為少陽；土為中和之性；金為陰中之陽，為少陽；水為陰中之陰，為太陰〔註150〕。

五行之陰陽				
陰			陽	
水	金	土	木	火
陰中之陰	陰中之陽	中和之性	陽中之陰	陽中之陽

《素問・金匱眞言論第四》云：

東方青色入通於肝，……其味酸，其類草木。……

南方赤色入通於心，……其味苦，其類火。……

中央黃色入通於脾，……其味甘，其類土。……

西方白色入通於肺，……其味辛，其類金。……

北方黑色入通於腎，……其味鹹，其類水。

「入通於」，乃是指人體生氣變化與大自然變化息息相關之意，即所謂「生氣通天」或指「五藏應四時」之謂也。東方為陽升之方，萬物始生，象春故配木；南方酷暑炎熱，象夏故配火；西方為陽入之方，象秋故配金；北方凜寒凝冽象冬，故配水；土王四季，故居中央，是為「五方配五行」。

木色青、火色赤、土色黃、金色白、水深濬則黑，故配之，又青、赤、白、黑配東、南、西、北，早見於《左傳》〔註151〕、《儀禮》之中，是為「五色配五行」。肝呈分葉，其汁色青象木；心血紅赤故象火；脾（胰）居人體正中，色黃象土；肺色白象金；腎色紺紫，又為滲水之臟，故象水，是為「五臟配五行」。木之果，酸味皆同；火焦之物皆味苦；土爰稼穡，稼穡穀實皆味甘；金味近辛，水味則鹹（礦物質使然），故以「五味配五行」〔註152〕。

茲將上述說明，列成下表：

〔註149〕同〔註137〕，頁44。

〔註150〕同前註。

〔註151〕《左傳・昭公25年》曰：「天地之經，而民實則之。則天之明，因地之性，生其六氣，用其五行，氣為五味，發為五色，章為五聲。」《左傳・昭公29年》曰：「故有五行之官，是謂五官。實列受氏姓，封為貴神，社稷五祀，是尊是奉。木正曰句芒，火正曰祝融，金正曰蓐收，水正曰玄冥，土正曰后土。」

〔註152〕《靈樞・五味第五十六》。

五　行	木	火	土	金	水
五　方	東　方	南　方	中　央	西　方	北　方
五　色	青	赤	黃	白	黑
五　藏	肝	心	脾	肺	腎
五　味	酸	苦	甘	辛	鹹

關於藥食之療病、禁忌，和五行模式之利用，討論如下。

1. 以本臟之味治本臟之病

《素問・五藏生成篇第十》云：

心欲苦，肺欲辛，肝欲酸，脾欲甘，腎欲鹹，此五味之合，五藏之氣也。

〈宣明五氣篇第二十三〉云：

五味所入：酸入肝，辛入肺，苦入心，鹹入腎，甘入脾，是謂五入。

〈至眞要大論第七十四〉云：

五味入胃，各歸所喜攻。酸先入肝，苦先入心，甘先入脾，辛先入肺，鹹先入腎。

《靈樞・五味論第六十三》云：「酸走筋」、「鹹走血」、「辛走氣」、「苦走骨」、「甘走肉」。五合，說明五味與五臟各有其親合關係，又稱五入或五走，皆指特定性味的藥物對特定臟腑經絡病變具有治療作用。從藥理學來看，這就是藥物的選擇作用〔註 153〕。因此《靈樞・五味第五十六》，提到本臟病宜食本臟之味以治療之。

陳華《中醫的科學原理》，分析五味藥物一般所含化學成分，與「酸入肝、苦入心、甘入脾、辛入肺、鹹入腎」，「酸走筋、辛走氣、苦走血、鹹走骨、甘走肉」的關係，具有現代科學分析的意義，頗值得參考〔註 154〕。

2. 臟病所宜食乃因味之性而食，乃利用陰陽平衡的原理者

《素問・藏氣法時論第二十二》云：

肝苦急，急食甘以緩之。心苦緩，急食酸以收之。脾苦濕，急食苦以燥之。肺苦氣上逆，急食苦以泄之。腎苦燥，急食辛以潤之。……肝色青，宜食甘，粳米、牛肉、棗、葵皆甘。心色赤，宜食酸，小豆、犬肉、李、韭皆酸。肺色白，宜食苦，麥、羊肉、杏、薤皆苦。脾色黃，宜食鹹，大豆、豕肉、栗、藿皆鹹。腎色黑，宜食辛，黃黍、雞肉、桃、葱皆辛。〔註 155〕

〔註 153〕同〔註 129〕，頁 17。

〔註 154〕陳華《中醫的科學原理》，頁 228。

〔註 155〕本節後半段與《靈樞・五味第五十六》論藏氣所宜之味同。

在此五味之性爲酸收、苦泄、甘緩、辛潤、鹹燥。其臟病所宜食，並不依據五行相生或相勝的規則而行，而是因味之性而食治，故肝急食甘緩，心緩食酸收，脾濕食鹹燥，肺氣上逆食苦泄，腎燥食辛潤。

〈藏氣法時論第二十二〉又云：

> 辛散、酸收、甘緩、苦堅、鹹耎。……肝欲散，急食辛以散之，用辛補之，酸瀉之。……心欲耎，急食鹹以耎之，用鹹補之，甘瀉之。……脾欲緩，急食甘以緩之，用苦瀉之，甘補之。……肺欲收，急食酸以收之，用酸補之、辛瀉之。……腎欲堅，急食苦以堅之，用苦補之，鹹瀉之。

在此五味之性爲酸收、苦堅、甘緩、辛散、鹹耎，且其臟病所宜食皆與前者有異。此二種不同說法，或爲先秦時代醫家觀察經驗所得到的兩種不同的結論，而一併記錄於〈藏氣法時論〉中。又此所宜食之味與病臟相配，有陰陽平衡之意，故陽中之陰的肝病，即食陰中之陽的辛味；陽中之陽的心病，即食陰中之陰的鹹味等〔註 156〕。茲將前述整理成簡表如下：

五味之性及臟病宜食說簡表

（1）

酸　收	苦　泄	甘　緩	辛　潤	鹹　燥
治↓	治↓	治↓	治↓	治↓
心　緩	肺氣逆	肝　急	腎　燥	脾　濕

（2）

酸　收	苦　堅	甘　緩	辛　散	鹹　耎
補↙↘瀉	補↙↘瀉	補↙↘瀉	補↙↘瀉	補↙↘瀉
肺　　肝	腎　　脾	脾　　心	肝　　肺	心　　腎

3. 依五行相尅原理，多食某味，傷所勝之臟

《素問・五藏生成篇第十》云：

> 多食鹹則脈凝泣而變色，多食苦則皮槁而毛拔，多食辛則筋急而爪枯，多食酸則肉胝䐢而唇揭，多食甘則骨痛而髮落，此五味之所傷也。

依五行相尅原理，多食某味而傷所勝（尅）臟，肝屬木，合於筋，榮於爪；心生血，

〔註 156〕同〔註 137〕，頁 114。

合於脈，榮於色；脾屬土，合於肉，榮於唇；肺屬金，合於皮，榮在毛；腎合於骨，榮在髮，故臟傷而其合、榮亦病。張介賓《類經・卷 3・藏象類》云：

> 鹹從水化，水能剋火，故病在心之脈與色也。苦從火化，火能剋金，故病在肺之皮毛。辛從金化，金能剋木，故病在肝之筋爪也。酸從木化，木能剋土，故病在脾之肉與唇也。甘從土化，土能剋水，故病在腎之骨與髮也。

是以《靈樞・五味第五十六》云：「肝病禁辛，心病禁鹹，脾病禁酸，腎病禁甘，肺病禁苦。」即從五行相剋原理出發。

4. 過食本臟之味則本臟病

前面提到特定性味的藥物，對特定的臟腑經絡病變具有治療作用，因此本臟病宜食本臟味以治療；但如果過度使用，反而會造成偏勝，引起本臟病變，而影響相關機能。《素問・陰陽應象大論第五》云：「酸傷筋」、「苦傷氣」、「甘傷肉」、「辛傷皮毛」、「鹹傷血」。《素問・宣明五氣篇第二十三》云：「五味所禁：辛走氣，氣病無多食辛。鹹走血，血病無多食鹹。苦走骨，骨病無多食苦。甘走肉，肉病無多食甘。酸走筋，筋病無多食酸。是謂五禁，無令多食。」

簡言之，五味與歸經具有一定的關係。春秋戰國時期的醫者深諳五行相生、相剋的原理，掌握藥食攻病的方法，以調和機體正常平衡運轉的狀態，而有此五味臟病之說。對照今日營養學養生的觀念，如果膳食中所含的各種營養成分能夠滿足人體的生理需要，它就可以保證身體的正常發育與健康。否則營養不足或過多，都會給人體健康造成不同形式的危害〔註 157〕。

〔註 157〕魯常玉《完全養生手冊》，頁 58。

第三章　《神農本草經》考釋

　　《神農本草經》是中藥學的經典著作，它用精簡的詞句，記載經過數千年經驗與時間淬煉過的藥物。與其同時出現的同類書均已散失，或只剩下隻鱗片爪〔註1〕，而《神農本草經》始終屹立，成爲指導中藥學的第一部專著。

　　該書又簡稱《本經》、《本草經》、《神農本草經》、《神農本草》、《舊經》〔註2〕。其中《本經》在某些本草中又常代稱其所依據的某一本草書，非特指《神農本草經》而言。另明清有些書名帶有"本經"字樣（如《本經疏證》、《本經逢原》等），但書中所釋藥物並不局限於《神農本草經》，這與《神農本草經》的輯注或疏解就沒有特定關連。〔註3〕。

第一節　《神農本草經》釋名

一、論「神農」

　　神農是遠古傳說中農業和醫藥的發明者，一說即"炎帝"。初民生活單純，偶有一人，爲生活型式之改進，則人致其愛戴，推爲元首〔註4〕。當時有智者教人民

〔註1〕尚志鈞等著《歷代中藥文獻精華》，頁16～頁17。

〔註2〕《本經》、《神農本經》，見陶弘景〈本草經集注序〉文。《本草經》，《太平御覽》引《神農本草經》文，皆用《本草經》代稱。《神農本草》，登入阮孝緒《七錄》，見《隋書經籍志》小注引。《舊經》，〈開寶重定本草序〉云：「三墳之書，神農預其一，百藥既辨，《本草》存其錄，《舊經》三卷，世所流傳。」〈嘉祐補注本草總敘〉曰：「《舊經》才三卷，藥只三百六十五種。」

〔註3〕同〔註1〕，頁145～頁146。

〔註4〕見陳登原《中國文化史》上冊，頁79。

結網漁獵，又把漁獵所得一部分加以畜養以供庖廚，人民尊稱之為「宓犧氏」、「庖犧」〔註5〕；後來又有一位智者，發現可以憑耕種獲得更可靠、豐富的食物來源，乃發明耒耜，教導人民如何從事墾殖，人民為了表達他們的敬意，根據他的功業，尊稱他「神農氏」〔註6〕。神農在開發農作物的同時，發現有些植物可以用來治病，「藥食同源」的傳說背景，應當就是與原始栽培農業同步成長。神農成了「藥食同源」觀念的導師，更是中國遠古傳說中製藥務農的始祖〔註7〕。

關於神農墾殖、嘗百草的傳說，在《淮南子》〔註8〕、〈三皇本紀〉〔註9〕、《帝王世紀》〔註10〕、《初學記》〔註11〕以及〈本草經集注序〉〔註12〕諸書，都有提到，因此農書、藥書多有託名神農所作者，這種託名之風在西漢早已有之，所以劉安說：「世俗之人，多尊古而賤今。故為道者，必托之神農、黃帝而後能入說。」（《淮南子・修務訓》）高誘注曰：「說，言也；言為二聖所作，乃能入其說於人，人乃用之。」託名以古自尊，也不是無的放矢，隨便找個人套上去就成的，否則傳說中的伏羲年代還早於神農呢！當然神農與農業、藥草有相當的歷史淵源，是「托之神農」主要的因素。

隨著時間的遞進神格化了「神農」，有的說神農一日遇七十毒、百七十餘毒〔註13〕，筆記小說當中的神農其神態英武，雄糾糾地揮舞赭鞭鞭擊百草，百草一經鞭笞，性味即可分辨清楚〔註14〕，甚至還有鉤鍘配合赭鞭應用〔註15〕。相傳山西太原神釜崗

〔註5〕見《史記會注考證・三皇本紀》。

〔註6〕同前註。

〔註7〕見筆者撰〈親切的中國藥草小故事〉，《中央日報》，民國85年5月28日，第19版。

〔註8〕《淮南子・修務訓》云：「神農乃始教民播種百穀，相土地宜燥溼肥墝高下，嘗百草之滋味、水泉之甘苦，令民知所避就，當此之時，一日而遇七十毒。」

〔註9〕唐司馬貞補《三皇本紀》云：「斲木為耜、揉木為耒，耒耨之用，以教萬民，始教耕，故號神農氏。於是…以赭鞭鞭草木，始嘗百藥。」

〔註10〕晉・皇甫謐《帝王世紀》云：「炎帝神農氏，長於姜水，始教天下，耕種五穀而食之，以省殺生，嘗味草木，宣藥療疾，救夭傷之命。」引自《宋以前醫籍考》4，頁1164。

〔註11〕唐・徐堅《初學記》曰：「神農嘗百草，嘗五穀，蒸民乃粒食。」引自岡西為人《宋以前醫籍考》4，頁1171。

〔註12〕陶弘景〈本草經集注序〉曰：「昔神農氏之王天下也，畫八卦以通鬼神之情，造耕種以省殺生之弊，宣藥療疾，以拯夭傷之命。」

〔註13〕七十毒，見〔註8〕。百七十餘毒，《太平御覽・卷984・藥部1》云：「神農乃作赭鞭鉤鍘，從六陰陽，與太一外，五岳四瀆，土地所生，草石骨肉心皮毛羽萬千類，皆鞭問之，得其所能主治，嘗其五味，百七十餘毒。」

〔註14〕唐・司馬貞《史記・三皇本紀》曰：「神農氏，以赭鞭鞭草木，始嘗百草，始有醫藥。」晉干寶《搜神記・卷1》云：「神農以赭鞭鞭百草，盡知其寒溫之性，臭味所主。」

〔註15〕同〔註13〕，《太平御覽》條。

這個地方，有神農嘗藥鼎；陝西咸陽的藥草山，即神農鞭藥的所在，而山中有座紫陽觀，神農曾經在該處辨別百藥的性味〔註 16〕。

漢人把農書、藥書附會到神農，固然是當時託古自尊的時代風氣所造成，但是千年以來，《神農本草經》爲神農撰述的觀念已深入人心，中國大陸南方各地的藥王廟祀奉神農〔註 17〕，臺灣有不少的中藥店依然供奉神農氏爲祖師爺，應該不是單純的託古而已。筆者以爲，神農嘗百草，宣藥療疾的形象根深蒂固盤據在國人心像與觀念的領域，代代綿延保存下來，成爲一種集體潛意識了；同時，這也是國人飲水思源的民族性格的表現〔註 18〕。

二、釋「本草」

從漢代以來，「本草」二字被大量使用於中藥書籍之命名，同時，本草也成爲具有中國特色的傳統藥物學的特稱。

「本草」一詞，首先出現在《漢書》當中的〈郊祀志〉、〈平帝紀〉及〈樓護傳〉，凡三見。《漢書・卷 25・郊祀志》，成帝建始 2 年（BC31），「候神方士使者副佐、本草待詔七十餘人皆歸家」，顏師古注曰：「本草待詔，謂以方藥本草而待詔者。」可見本草家已進入宮廷。朝廷以本草待詔備顧問這一史實來看，表明它的地位已經受到中央政府的認可。經過三十六年，漢平帝元始 5 年（AD5），平帝「徵天下通知逸經、古記、天文、曆算、鍾律、小學、史篇、方術、本草及以五經、論語、孝經、爾雅教授者，在所爲駕一封軺傳，遣詣京師，至者數千人」（《漢書・卷 12・平帝紀》）當時把本草、天文、曆算等學科和儒家經典並列，說明本草在當時已佔有較爲重要的地位。至於數千人中，有多少人是通曉本草的，已無可考，但決不會是寥寥的幾個。本草的學者已經形成了一支隊伍，這種說法應該是可以成立的。《漢書・卷 92・游俠傳》說：

> 樓護，……父世醫也，護少隨父爲醫長安，出入貴戚家。護誦醫經、本草、方術數十萬言，長者咸愛重之。

這是說樓護年輕的時候常跟隨當醫生的父親進出長安貴族家，並且能夠背誦許多的

〔註 16〕見南朝・梁任昉《述異記・卷下》。

〔註 17〕陳勝崑《醫學・心理與民俗》，頁 223。

〔註 18〕西方心理學家容格，在分析心理學提出了「集體潛意識」說：「集體潛意識不屬於個人所有，是人類在種族演化中，長期留傳下的一種普遍存在的原始心像與觀念。此等原始心像與觀念稱之爲原型。原型代代相傳，成爲人類累積的經驗，此類種族性的經驗，留存在同族人的潛意識中，成爲每一個體人格結構的基礎。…經驗代代相傳，有些是直接經驗，有些是傳說故事，久之將事實象徵化，最後就形成大家潛意識中的原型。」頗能作爲本節之詮釋。見張春興《現代心理學》，頁 460。

醫藥書，受到長輩們的喜愛。如果說前面二段記載中的本草，還有可能是醫藥學的泛稱的話，那麼這條記載則明確的表示，本草經已和理論性的醫經、治療方法統稱的方術，明顯地分離開來，完全是作爲整個醫學中一門獨立的學科存在。而樓護所背誦的，應當是已成書的本草著作，而非散見於醫方中的藥物資料〔註 19〕。

綜上所述，西漢中期以後甚或更早：

1. 「本草」一詞已經出現。
2. 中國藥學有了專用的名詞。
3. 本草作爲一門學科，已經獨立存在，有專門的著作，並達到一定的水平。
4. 本草的學術地位受到政府的肯定。
5. 有相當數量的本草學者。

「本草」二字爲什麼會被選來作爲中國藥物學的代稱呢？韓保昇〈蜀本草序〉說：「藥有玉石草木蟲獸，而直云本草者，爲諸藥中草類最眾也。」那麼，把中藥稱之爲本草，是舉其多者爲代稱，寓「以草爲本」的意思，日本・惟宗時俊《醫家千字文》引〈本草釋〉說：「藥之眾者，莫過於草，故舉多者，言之本草。」《說文・一篇下》曰：「藥，治病草。」都說明藥和草之間的關係。

尙志鈞以爲“本”的原始意義就是根，草則泛指植物，植物的根、荄、枝、葉都是藥用的部分，擇取本、草組合成詞，最簡單的意義就是根根、草草，取藥物中最常見的種類作爲整體的代稱，這是合乎當時習慣和認識水平的。例如現在所說的方劑學，古時就常用“湯液”來代稱，《漢書藝文志》就有《湯液經法》一書，它當然不會是現在的湯劑專著而不涉及其他劑型。“按摩”也只是手法治病的兩種主要型式，自古至今被作爲此類療法的總稱，《漢書藝文志》就有《黃帝岐伯按摩》一書〔註 20〕。總之，所以用本草來代稱藥物，與中國早期以自然植物爲生活資料，在獲取食料的經驗當中，發現某些植物可以治病，所以藥物以草爲主的生活背景有關。

三、探「經」義

「經」，在我國圖書目錄四部分類法中包含儒家經典及小學一類的書。《舊唐書・經籍志上》說：

> 四部者，甲、乙、丙、丁之次也。甲部爲經，其類十二：一曰易……二曰書……三曰詩……四曰禮……五曰樂……六曰春秋……七曰孝

〔註19〕同〔註 1〕，頁 13～頁 14。
〔註20〕同〔註 1〕，頁 15。

經……八曰論語……九曰圖緯……十曰經解……十一曰詁訓……十二曰小學。

《漢書藝文志・六藝略》錄易、書、詩、禮、樂、春秋、論語、孝經、小學9種，到了梁・阮孝緒（AD479～AD536）《七錄》，改「六藝略」爲「經典錄」，《隋書經籍志》名爲「經部」，而沿用至清。

爾後由儒家經典的義涵，擴大爲一切典範的著作也稱爲經。北魏・楊衒之《洛陽伽藍記・城東・秦太上君寺》云：「常有大德名僧，講一切經，受業沙門，亦有千數。」這裏的經，是指佛經。

此外，某一事物、某一技藝的專門著作也可以稱之爲經，如《山海經》、《水經》、《茶經》。梁阮孝緒《七錄・術伎錄・經方部》的部分內容，還保存在《隋書經籍志》，其中有《神農本草》、《王季璞本草經》、《李譡之本草經》、《趙贊本草經》、《神農採藥經》等，可見本草在早期以"經"爲名，因爲該類圖書的性質乃偏重在某一專門的技藝而言。因此，醫藥書在《漢書藝文志》列入「方技略」，阮孝緒改爲「術伎錄」，《隋書經籍志》以後劃歸「子部」，沿用至清。

史部本草書歸類表：

漢書藝文志	七　錄	隋書經籍志	唐書藝文志	宋史藝文志	明史藝文志	四庫全書
方技略	術伎錄	子部・醫方	子錄・醫術	子類・醫書	子類・藝術	子部・醫家

梁・陶弘景（AD456～AD536）在所著《本草經集注・序》文，二次提及《神農本經》，尙志鈞以爲，本草以"經"爲名，「作爲典範的書」及「某一技藝之書」這兩種含義均有，尤其是「作爲典範」這一含義，在後世更爲突出，現存的《神農本草經》一直是作爲中國藥學的經典之作〔註21〕。

第二節　《神農本草經》的流傳

一、《神農本草經》的作者與成書過程

在中國本草發展史上，《神農本草經》是後世本草實際發展的主要出發點。它不可能是文字尙無的傳說時代神農的作品〔註22〕，之所以稱爲《神農本草經》，主要

〔註21〕同〔註1〕，頁145。又《明史・卷299・方伎列傳第187》云：「（繆）希雍謂《本草》出於神農，朱氏譬之五經。」，頁7653。

〔註22〕同〔註1〕，頁16。

是原始時代神農嘗百草的傳說故事早已普遍深入民心，成爲先民潛意識中的原型。所謂的「託古自尊」、「飲水思源」或者「述而不作」等幾種詮釋題名由來的說法，追根究底都是在這種集體潛意識的原始心像觀念上發展出來的。

（一）作者的爭議性

關於《神農本草經》的作者，有的認爲是神農氏，如晉・皇甫謐〔註 23〕、宋《開寶重定本草序》〔註 24〕、明・謝肇淛〔註 25〕、清・孫星衍〔註 26〕，有的認爲是夏禹〔註 27〕，或是歧伯〔註 28〕，或是伊尹〔註 29〕。上述的共同點是「定於一家」。更多的學者從藥物的發展觀出發，認爲該書非成於一地一人之手，約在千年之長期實踐中，經過輾轉傳抄、增益修改，始作成比較完善的定本，南朝梁・陶弘景〔註 30〕、北齊・顏之推〔註 31〕、宋・掌禹錫〔註 32〕、日本・鈴木素行〔註 33〕及森

〔註 23〕皇甫謐《帝王世紀》云：「炎帝神農氏，長於姜水，始教天下耕種五穀而食之，以省殺生，嘗味草木，宣藥療疾，……著《本草》四卷。」《太平御覽・卷 721・方術 2》引。

〔註 24〕宋・劉翰等《開寶重定本草・序》云：「三墳之書，神農預其一，百藥既辨，本草存其錄，《舊經》三卷，世所流傳。……」

〔註 25〕明・謝肇淛《五雜俎》云：「神農嘗百草以治病，故書亦謂之《本草》。」引自岡西爲人《宋以前醫籍考》4，頁 1172。

〔註 26〕清・孫星衍《本草經・序》云：「春秋傳注，賈逵以三墳爲三皇之書，神農預其列。」

〔註 27〕晉・張華《博物志・卷之 6・文籍考》云：「太古書今見存有《神農經》，……或云禹所作。」

〔註 28〕皇甫謐《帝王世紀》云：「歧伯，黃帝臣也。帝使歧伯嘗味草木，典主醫病，經方、本草、素問之書咸出焉。」《太平御覽・卷 721・方術 2》引。

〔註 29〕晉・皇甫謐《針灸甲乙經・序》云：「伊尹以亞聖之才撰用《神農本草》，以爲湯液。」

〔註 30〕南朝梁・陶弘景《本草經集注・序》曰：「至於藥性所主，當以識識相因，不爾何由得聞。至于桐、雷，乃著在於編簡，此書應與《素問》同類，但後人多更修飾之耳。……所出郡縣，乃後漢時制，疑仲景、元化等所記。」這段話把《本經》成書畫分爲幾個階段，初期是識識相因，口耳相傳，將用藥經驗留傳下來；而後桐君、雷公之時，已記載在編簡。它和《內經》相似，非一時一人之功，而是經過後人不斷充實修飾。其中所記東漢郡縣名稱，陶氏懷疑是東漢末張機、華陀等名醫增記。也就是說，《神農本草經》的內容淵源久遠，但陶氏據以整理的《神農本草經》，有可能是東漢末才定型的。同〔註 1〕，頁 146～頁 147。

〔註 31〕北齊・顏之推《顏氏家訓・卷 6・書證第 17》云：「《本草》神農所述，而有豫章、朱崖、趙國、常山、奉高、眞定、臨淄、馮翊等郡縣名，出諸藥物，……皆由後人所羼，非本文也。」

〔註 32〕掌禹錫《嘉祐本草・補註總敘》云：「蓋上世未著文字，師學相傳，謂之本草。兩漢以來，名醫益眾。張機、華陀輩始因古學，附以新說，通爲編述，本草由是見於經錄。」

〔註 33〕日本・鈴木素行《神農本經解故・發題》云：「茲考《本經》之所從來，蓋昉于神農氏嘗草。……逮于先秦之時，有子義者，乃扁鵲弟子，……著《本草經》，以垂于世，

立之〔註34〕，還有近代以來的學者，如：陳存仁〔註35〕、鄭曼青〔註36〕、那琦〔註37〕、莊兆祥〔註38〕、曹元宇〔註39〕、尙志鈞〔註40〕等等，都偏向該論點。

關於前述二種看法，後面各家所主張的成書年代或多或少有些出入，但大體都認爲《神農本草經》非成於一人一地一時，應該是比較接近歷史的眞相。

（二）本書非一人一地一時之作

1. 從《本經》三品藥物的來源言

《神農本草經・序錄》云：

> 上藥……主養命，……欲輕身益氣、不老延年。……中藥……主養性，……欲遏病、補虛羸。……下藥……主治病，……欲除寒熱邪氣、破積聚、愈疾。

簡言之，組成《本經》的藥物有神仙藥、食經營養藥及治病藥。謝文全先生說：

> 上藥即係由來於神仙藥，多屬於仙經斷穀之用者〔註41〕。中藥即係由來於養生與食經之藥物，約皆屬於滋補之強壯藥。至於下藥，始屬於治病之藥物。〔註42〕

是爲本草權輿。……及至曹魏之世，有李當之者出，修《神農本草》三卷，然後《本草經》始屬神農氏。……今奮然斷之曰：神農嘗定、子義輯錄、李當之論廣，而後《本草經》全矣。」引自岡西爲人《宋以前醫籍考》4，頁1167。

〔註34〕森立之《重輯神農本草經・序》引掌禹錫等人的一段話之後說：「此說是也。案……白字經文未詳成于何時，然以黑字已出吳普、李當之輩推之，則其迢出於西漢以前可尋也。」，並參見〔註32〕。

〔註35〕民國・陳存仁《中國醫學史》云：「古代有片斷的本草學說，如《吳普本草》等今失傳的書籍，弘景開始整理，成爲《神農本草經》一書，託名是神農所述。」，頁40～頁42。

〔註36〕民國・鄭曼青《中華醫藥學史》云：「《神農本草經》託始于神農、黃帝，盡人知其不確，不過其發源則甚遠，至春秋末期，當已逐漸成書。」，頁15。

〔註37〕那琦先生《本草學》說：「《神農本草經》……書成於後漢時期，當無疑問。」，頁27。

〔註38〕莊兆祥等《本草研究入門》云：「本草知識結集成書，約在漢代太初以後，則有下列各點可資憑證：（一）《本草經》所記藥物產地，有豫章、朱崖……等郡縣名，建置都在戰國之後。（二）《本草經》所記採藥時月，……以建寅紀月，是在漢太初改歷以後。……蓋當時之藥物學家總結漢代以前之藥物知識，結集成書，托古自尊，冠以神農之名。」，頁46。

〔註39〕見曹元宇《本草經輯注・序》，頁1。

〔註40〕同〔註1〕。

〔註41〕王冰注曰：「藥……久服之，雖且獲勝，益久必致暴亡。……絕粒服餌，則不暴亡，斯何由哉？無五穀味資助故也。」

〔註42〕見謝文全《本草學總論》，頁94。

首先就神仙藥而言，本研究在〈神秘醫學〉節筆者提到仙方道的思想濫觴於戰國時代，原爲帝王諸侯服務；東漢末年以後，落實到士族的階層，服食求仙成爲士人嚮往的境界。《神農本草經》經南朝・陶弘景「研括煩省」，體例畫一，藥品主治功效的文字部分，涉及「益氣」、「耐寒暑」、「不飢」、「不渴」等等神仙詞彙者，上品藥有 110 種，中品藥 23 種，下品藥 9 種，其分佈的確合乎上藥、中藥、下藥的效用性質。又，久服以下爲服餌長生語，久服以上爲治病語。該書的部分用途顯然在爲服食長生而服務。而「神仙藥」的來源大概在戰國以後、南朝・梁以前。

其次就食經營養藥來說，食物在治療上有一定的作用和地位。《周禮・天官冢宰第 1》云：「疾醫……以五味、五穀、五藥養其病。」鄭玄注曰：「養猶治也。病氣勝負而生，攻其贏養其不足者。五味：醯、酒、飴蜜、薑、鹽之屬。五穀：麻、黍、稷、麥、豆也。五藥：草、木、蟲、石、穀也。」《素問・五常政大論第七十》云：「穀肉果菜，食養盡之。」王冰注曰：「服至約已，則以五穀、五肉、五果、五菜，隨五藏宜者食之。已盡其餘病，藥食兼行亦通也。」這是說用藥物治病，到了病快痊癒之時，就用食品來調養。

先秦時期對飲食宜忌的記載甚多。《周禮・天官》分醫科爲四，食醫赫然占其中一席。《漢書藝文志・方技略》，尚未記載專業的藥學專著，卻唯獨著錄了《神農黃帝食禁》7 卷。《內經》列舉的藥物極爲有限，而穀、畜、果、菜的名稱卻頻繁出現，多用於調養人體。食物始終是中國傳統藥學中的組成部分，直到陶弘景分類藥物時，七類之中也還有蟲獸、果、菜、米食四類與食物息息相關〔註 43〕。

再者就治病藥而言，有人類就有疾病，因此治病藥與人類的起源同時發生。甄志亞說：

> ……經過無數次的嘗試，人們學會辨別某種植物可以催吐，某種植物可以瀉下，某種植物含有毒性。逐漸認識到那些植物對人體有害，那些植物對人體有益。有時偶然吃到的某些植物，減輕甚至消除了原有的病痛，這樣便積累了一些植物藥的知識。人類先發現的藥物可能是一些塊狀的或毒性較大、藥物作用明顯的植物，如商陸、藜蘆、大黃。〔註 44〕

在《漢書藝文志・方技略》「神仙門」有《黃帝雜子芝菌》、《泰壹雜子黃冶》等書，應該是有關服芝、服石以成仙的藥物記載；「經方門」有適應各種病症的經方書及講究飲食禁忌的《神農黃帝食禁》。則《漢志・方技略》所收諸書，隱然有神仙藥、食經營養藥及治病藥的概念。

〔註 43〕同〔註 1〕，頁 10。
〔註 44〕見甄志亞《中國醫學史》，頁 3。

所以從三品藥物的來源而言，《本經》應該是累積相當長時期的經驗才逐漸完成的。

2. 《本經》當中的葡萄、胡麻，係生產於漢武帝以後

《史記會注考證・卷 123・大宛列傳第 63》云：「宛左右以蒲陶爲酒，富人藏酒至萬餘石。……漢使取其實來，於是天子始種。」〔註 45〕南北朝後魏・賈思勰《齊民要術》亦曰：「漢武帝使張騫，至大宛，取葡萄實，如離宮別館旁盡種之。」

中國舊有山葡萄，一名蘡薁，一名千歲虆。《詩經・豳風》云：「六月食鬱及薁。」薁，今稱野葡萄，原野猶可見之，其實小而酸，但極似葡萄，亦可作酒。《本經》蒲陶，應是漢人所記，而非山葡萄之薁，漢以前無蒲陶之名。《周禮・地官司徒第 2・場人》云：「樹之果蓏珍異之物。」鄭玄注曰：「珍異，蒲桃枇杷之屬。」有人根據鄭注而認爲葡萄是中國先秦時已有之物，實則鄭玄（後漢人）一時失檢，把東漢珍異的葡萄拿來注《禮》，所以不足以作爲周時已有葡萄的證據。《名醫別錄》云：「生隴西、五原、敦煌山谷。」可知漢武帝時得葡萄種，即迅速傳播種植於我國西北各地〔註 46〕。

胡麻，陶弘景《本草經集注・卷 19》云：「淳黑者名巨勝，巨者大也，是爲大勝。本生大宛，故名胡麻。」明・李時珍《本草綱目》云：「胡麻本生大宛。」清・吳其濬《植物名實圖考》云：「說者云：『大宛之種，隨張騫入中國。』」曹元宇以爲，胡麻在漢初自西域引來中國，今俗名芝麻或脂麻，爲主要之油料作物。陶言本生大宛，則此條爲漢人增補可知〔註 47〕。

綜上所述，葡萄及胡麻二品至少是在漢武以後才記入《神農本草經》當中。

3. 就「朮」的稱謂來推斷

《神農本草經・上品》收入「朮」一藥，宋林億《新校備急千金藥方例》稱：「古書惟只言朮，近代醫家咸以朮爲蒼朮，今則加以白字，庶乎臨用無惑矣。」漢初的《居延漢簡・甲編》第 509 簡之「傷寒四物方」及東漢早期的《武威漢代醫簡》第一類簡之「治傷寒逐風六物方」，皆有「朮」藥。

東漢末・張機《傷寒論》中的桂枝人參湯、白朮附子湯、附子湯、甘草附子湯、苓桂朮甘湯、理中丸湯、五苓散、麻黃升麻湯等，都用到了「白朮」，却沒有「蒼朮」，也不稱「朮」。南朝梁・陶弘景《本草經集注・卷 6》，則有白朮、赤朮之分。

更早以前，書寫年代約在秦、漢之際的馬王堆醫書，其中〈五十二病方〉帛書

〔註 45〕見《史記會注考證》，頁 1312。

〔註 46〕見曹元宇《本草經輯注》，頁 317～頁 319。

〔註 47〕同前註，頁 335。

的第 25 行有「令金傷毋痛方」，第 32 行有「胻久傷方」，用的都是「朮」。

就上品中「朮」這一味藥名稱上的變遷言，「本草」中的朮應當是秦漢之間，最晚是在西漢時添入。

4. 藥物應用於實際治病的功能，早於其生藥學〔註 48〕的意義來推斷

《神農本草經》以養命、養性、治病將藥物分成上、中、下三品，這是以藥物功效來作分類；在每一藥物的經文內容，依次有藥名、別名、性味、有毒無毒、生長環境、功效主治等項目的解說，其中又以功效主治爲主。這是相當接近中國早期醫藥主要應用於實際治病的背景〔註 49〕。

魏・吳普《本草》引用了 9 家藥性說，注重藥物的生態、具體產地、採造時月及加工方法〔註 50〕，已經從藥用治病的意義轉向生藥學的立場，陶弘景《本草經集注》以玉石、草木、蟲獸、果、菜、米食、有名無用七類歸併藥物，從基原出發，以自然屬性來作分類的基礎，按藥物本身的種類、形態來歸類，體現了各藥在形體上的聯繫〔註 51〕，顯示魏晉以來藥物已經走向來源、採集、炮製的生藥學領域。

《神農本草經》藥物的三品分類及內容說明，都是以「功效」爲取向，不同於曹魏以後的本草傾向於來源採集，依此推斷，《神農本草經》當成立於曹魏以前。

5. 從文獻當中所出現的《神農本草》言

秦統一中國，加強中央集權，實行車同軌、書同文，文字的統一，便利匯集整理春秋戰國各地的藥學經驗，並使之流傳後世，首先奠立了寫定藥書的基礎。到了漢代，史料的匯編，進一步總結整理先秦蘊積的大量藥物資料。“本草”一詞的出現，表明這一學科徹底從「經方」中獨立出來；宮廷有「本草待詔」的官職，本草的地位正式受到官方的認定。國家徵集天文、曆算、方術、本草及五經等等專門教授來到京師，至者數千人，可見當時的本草專家已有相當的數量；多種藥學專著的湧現，開展了本草的新紀元，到達南北朝爲止，見諸史籍記載的藥學專著多達 110 餘種〔註 52〕。

〔註 48〕謝文全先生《本草學總論》云：「在藥物中如果取自生物體的全部或一部分，或採用其滲出物與分泌物，只經簡單的加工或精製成純品者稱爲『生藥』。通常『生藥學』乃利用科學方法來研究植物和動物性生藥的來源、生產、鑑別、成分和效用等一門學科。」，頁 1。

〔註 49〕本論文研究第二章〈本草書的出現〉一節，曾提到「醫，治病工」，醫生的主要任務在於治病，治病必須用藥，因此《說文》曰：「藥，治病草。」如何運用處方以治病，就成了醫師終身研究的課題。

〔註 50〕同〔註 1〕，頁 158。

〔註 51〕同〔註 1〕，頁 165。

〔註 52〕同〔註 1〕，頁 12。

由於，醫藥方書本身不輕易流傳出去，扁鵲的老師長桑君、淳于意的老師公孫光，都要弟子不要把禁方隨便教人〔註53〕。《黃帝內經》、《史記・扁鵲倉公列傳》、馬王堆漢墓醫書等，其中提到的很大部分的書皆未登錄入《漢書藝文志》。同樣的醫藥資料，可能由於口傳日久，或者師說紛紜，以致資料本身起了種種變異，不僅書名稱謂產生變化，甚至內容亦有參差。當爾後手抄筆錄、寫定成文字，系統不一、版本紛紜，成了很自然的現象，也造成日後系統整理和總結本草的一大困難。

《四部備要書目提要・子部・神農本草經三卷》條說：「吳普、李當之皆修之」〔註54〕，李、吳二人都是華陀弟子，吳普《本草》在藥性介紹一共引證了9家的意見，這9家是：神農、黃帝、歧伯、雷公、桐君、扁鵲、李氏（一般認爲即李當之）、醫和、《一經》。吳普引用的“神農”藥性在120餘種藥物下出現，其中有一些性味與陶弘景《本草經集注》中引用的《神農本草經》觀點不同〔註55〕，這顯示以下幾種的可能：

（1）《神農本草》的年代早於曹魏；

（2）吳普所引“神農”，很可能是其他託名“神農”所撰的本草；

〔註53〕見《史記・扁鵲倉公列傳》。

〔註54〕梁・陶弘景《本草經集注・序》說：「(《神農本草經》) 今之所存，有此四卷。……魏晉以來，吳普、李當之等更復損益。」此段文字亦見於《蜀本草》。

〔註55〕筆者將二家說性味不同處，列表於下：

藥　名	《神農本草經》	《吳普本草》引神農
石鍾乳	甘溫	辛
朴硝	苦寒	無毒
扁青	甘平	小寒無毒
牛膝	苦酸	甘
肉松容	甘微溫	鹹
秦皮	苦微寒	酸無毒
大豆黃卷	甘平	無毒
烏頭	辛溫	甘有毒
桔梗	辛微溫	苦無毒
石長生	鹹微寒	苦
芫華	辛溫	有毒
黃環	苦平	辛
石蠶	鹹寒	酸無毒
腐婢	辛平	甘毒

（3）吳普所引“神農”，可能是《神農本草經》的不同傳本；

（4）在魏晉以前還有多種多樣的本草著作。

陶弘景《本草經集注》云：

> 今之所存，有此四卷。是其《本經》所出郡縣，乃後漢時制，疑仲景、元化等所記。……魏晉以來，吳普、李當之等，更復損益；或五百九十五，或四百十一，或三百一十九，或三品混糅、冷熱舛錯、草石不分、蟲獸無辨，且所主治，互有得失。……今輒苞綜諸經，研括煩省。

陶氏能見到的四卷本《神農本草經》，當時已有前人損益過的多種傳本，這些傳本在藥品數目及內容上均相當混亂，所謂的「苞綜諸經」指的就是參考多種經過“飾潤”的《神農本草經》傳本〔註56〕。

梁・阮孝緒《七錄》，記載宋齊以來公私藏書目錄，登錄《神農本經》5卷、《神農本草屬物》2卷、《神農明堂圖》1卷，《神農採藥經》2卷，皆以「神農」命名圖書。

宋《太平御覽》引用了許多與《神農本草經》時代相彷彿的早期本草，例如卷955「桑」條有一段釋文：

> 《本草經》曰：「桑根旁行，出土上者，名伏蛇，治心痛。」
>
> 《神農本草經》曰：「桑根白皮，是今桑樹根上白皮。常以四月采獲采無時。出現地上，名馬領，勿取，毒殺人。」

與陶弘景《本草經集注》中所載《本經》同條內容出入頗大。陶氏整理後的《本經》重在效用，體例整齊畫一，《太平御覽》所引的《神農本草經》敘說自由，更像當時的語體和經驗備忘錄。上舉二條都以《本草經》、《神農本草》命名，然而又不像現在所見的《神農本草經》，這到底是《神農本草經》一書的不同傳本，還是其同名異書呢？尙志鈞以爲《太平御覽》引的《本草經》，認爲冒出土的桑根可治心痛，而跟在後面的《神農本草》卻說「勿取，毒殺人」，應該是分屬觀念不同的兩本書，筆者因此推論，《神農本草經》出現時，本草著作已如雨後春筍，紛紛破土而出〔註57〕。

在第二章〈本草書的出現〉節，筆者曾引出張華《博物志》、葛洪《抱朴子》〔註58〕關於《神農經》、《神農本草》的論述，二書皆有上藥養命、中藥養性、下藥

〔註56〕同〔註1〕，頁147。

〔註57〕同〔註1〕，頁23。

〔註58〕《抱朴子內篇・對俗・卷第3》云：「知上藥之延年，故服其藥以求仙。」《抱朴子外篇・廣譬・卷第39》云：「神農不九疾，則《四經》之道不垂。」

治病之說。但《博物志》所引《神農經》如萱草、鴟、陰命，內童、鴆、蝙蝠、木占斯說藥毒，再有雞卵作琥珀法，都不曾出現在陶弘景所集注的《神農本草經》中。二書僅就部分藥物發揮一己議論，並未記載序錄及 365 種藥品內容。可見晉代的《神農經》傳本不只一種。

（三）結　論

整體來講，《本經》成書並非一時，它經歷了口頭經驗傳播、著成文字、雛形階段、纂爲全書的過程。該書所記藥物幾遍佈全國，因此，它的主體架構當在秦漢一統之後形成，約在西漢時期，特別是武帝之後；而裒爲全書則又歷經東漢醫藥家“修飾”，但形成供陶氏整理的《本經》，有可能是東漢末才定型的。張仲景《傷寒雜病論》及《漢書藝文志》等文獻，未登錄《神農本草》書名，從一個方面說明了該書形成確有一個漸進過程，至少在漢代還沒有發展到成爲本草的權威著作，爲醫藥家所熟知的程度〔註 59〕。魏晉以來，《神農本草》有不少傳本，到了南朝・陶弘景才加以系統的總結和整理，成爲體例畫一的的定本。簡言之，《神農本草經》的主體在西漢已經撰成，當時託名神農，又經東漢醫藥學家增定修補，最後由陶弘景加以釐正〔註 60〕。

二、《神農本草經》的釐定、著錄與亡佚

《神農本草經》傳本多種，又歷經多人修定，文體原無一定，藥數及內容均相當混亂，經過陶弘景的釐定，文體畫一，整齊而便於閱讀，此即現存的《神農本草經》。

陶弘景所有的本子，據《本草經集注・序》稱：「今之所存，有此四卷。」韓保昇《蜀本草》說：「《神農本草經》上、中、下并序錄，合四卷」這與《隋志》著錄的雷公集注《神農本草》四卷的卷數一致〔註 61〕，日本・岡西爲人說：「陶氏所據，殆此書矣。」〔註 62〕

那琦先生認爲，陶氏以前的《神農本草經》乃四卷本，即《隋志》著錄的雷公集注《神農本草》四卷。陶以此書爲藍本，取其本經正品 365 種，用朱書寫，再增入魏晉以來名醫副品 365 種，用黑書寫，合 730 種而完成校定《神農本草經》三卷。那琦先生的根據是《本草經集注・序》有言：

> 今輒苞綜諸經，研括煩省，以《神農本經》三品，合三百六十五爲主；又進名醫副品，亦三百六十五，合七百三十種，……并此序錄，合爲三卷。

〔註 59〕同〔註 56〕。
〔註 60〕同〔註 22〕。
〔註 61〕同〔註 1〕，頁 146。
〔註 62〕《宋以前醫籍考》4，頁 1163。

日本・岡西爲人按敦煌本弘景序錄云：

自余投纓宅嶺，猶不忘此，日夜翫味，恆覺欣欣，今撰此三卷，并效驗方五卷，又補闕葛氏肘後三卷。〔註63〕

日本・森立之《重輯神農本草經・序》云：

陶序後有云：「右三卷，其中、下二卷藥合七百三十種。」據此則知陶所云三卷者，即唐宋諸類書等所引《本草經》朱墨混雜者，而《梁錄》、《隋志》所稱《神農本草經》三卷，蓋斥是也。（意：指的就是這本書。）若陶氏以前本，則必是四卷，非三卷也。

之後，陶弘景又就校定三卷本的每藥條下加以注釋，完成《集注神農本草經》七卷，此即《本草經集注・序》所言：「并子註。今大書分爲七卷。」

岡西爲人輯引敦煌本弘景序錄云云，再考諸羅振玉《吉石庵叢書》收錄的〈開元寫本本草集注序錄殘卷〉確有此一段文字，是以存此一說。

關於《神農本草》的著錄，梁・阮孝緒《七錄》有《神農本草》五卷、《神農本草屬物》二卷。《隋書經籍志・子部・醫方類》有《神農本草》八卷、雷公集注《神農本草》四卷、《神農本草經》三卷。《舊唐書經籍志・子錄・醫術類》有《神農本草》三卷、陶弘景撰《本草集經》七卷。《新唐書藝文志・子錄・醫術類》有《神農本草》三卷、雷公集撰《神農本草》四卷、陶弘景集注《神農本草》七卷。

宋以後，公私圖書目錄再無該書原帙的記載。曹元宇更進一步的認爲：「宋代諸本草已不言直接參考《本經》，是其書已佚於唐末、五代間矣。」〔註64〕

附：探究《神農本草經》的失傳

《神農本草經》原載藥數 365 種，陶弘景增名醫副品亦 365 種，集注爲七卷，合 730 種，經文以朱書，增的部分以墨書，注文細字雙行，這個體例爲後人所沿用〔註65〕。唐高宗顯慶 4 年，李勣等人以陶氏集注七卷本爲中心，增加新注（原本以「謹按」表示，後世添注謂之「唐本注」）及新藥（稱「新附品」），完成《新修本草》20 卷。增注的部分亦細字雙行，但附於陶注之後，即使對陶注有所反駁，並不更動其本文，祇將不同意見附記於後，以存原本之眞。五代後蜀・韓保昇編的《重廣英公本草》（又稱《蜀本草》），乃《新修本草》的增訂本；宋太祖《開寶本草》、宋仁

〔註63〕同前註，頁 1191。又《太平御覽・卷 723・梁書》曰：「陶宏景，……修撰《神農本草經》三卷爲七卷，撰《眞誥》十卷，《集驗方》五卷，廣《肘後》爲《百一》之製，世所行用，多獲異效焉。」引自《宋以前醫籍考》2，頁 528。

〔註64〕同〔註39〕，頁 2。

〔註65〕《續修四庫全書提要・本草集注敘錄一卷》云：「本草經文朱書，餘墨書，其例創自弘景。」

宗《嘉祐補注本草》、宋徽宗《大觀本草》，每一部都是在前人本草書的基礎上，加上當時收集的材料，後一部書包裹著前一部書，新本草可以完全包括舊本草。北宋初，鑒於手抄傳本「朱字墨字，無本得同」(《開寶重定本草序》)，遂利用雕版的陰、陽文代替朱墨分書，把《本經》的朱書印成白體字，《名醫》的部分印成黑體字，所以唐宋以來的本草，不僅保存了古本草的素樸面貌，同時也具有與時俱進的時代性新藥品、新內容、新印刷。

唐宋本草優良的編纂法，一方面保存了古本草，一方面增補了大量的文獻資料和實際用藥經驗。這種集成式的官修本草，使用上十分齊全方便，因此造成《神農本草經》漸次隱沒，宋代以後史志再無該書原帙的記載了。日本．丹波元堅《神農本草經．序》說：「如《本草經》，則自陶隱居爲之集注，而蘇長史續有新修之撰，爾後輾轉附益非一，而舊經之文，竟併合于諸家書中，無復專本之能傳于後矣。」〔註66〕

三、《神農本草經》的重輯

唐宋本草的編輯方式雖然保留了大量的本草文獻，但同時促成《神農本草經》單行本的亡佚，然而後代重輯《本經》經文之際，還是不得不回到保存了古本草原態的唐宋本草。

（一）輯佚材料的來源

現存《證類本草》，其白體字原爲《本經》朱書，黑體字爲後來增加的部分，按照正常的情況，以白體字來離析出《本經》的部分並不困難，問題是，《本經》朱書曾經有後人羼入，或者與《名醫別錄》的文字相混，以致白體字未必盡皆神農之舊〔註67〕，以下舉例實際說明。

《經史證類大觀本草．卷之6》〔註68〕：

人參味甘微寒微溫無毒主補五藏安精神定魂魄止驚悸除邪氣明目開

〔註66〕見森立之重輯《神農本草經》，頁1。又清．葉德輝《郋園讀書志》說：「自宋以來，政和、大觀兩次修刻，《經史證類本草》行而《神農本草》汩沒于陶弘景朱墨本增輯本草之中，已數百年于茲矣。」見丁福保《中國歷代醫藥書目．子部．醫家類》，頁1236。

〔註67〕明．楊慎《升菴文集》云：「白字本草，相傳以爲神農之舊，未必皆出於神農，後人增之耳。」《續修四庫全書．子部．醫家類》云：「新本行而舊本微，……而增加竄亂，更一次即生一次之異同，糾轕紛歧，幾至不勝究詰。」，頁1236～頁1237。

〔註68〕宋哲宗時四川名醫唐愼微，取《嘉祐本草》、《圖經本草》合爲一書，并採古今醫方及經史百家之書有關藥物考述者，一一附於相關藥物之後，定名爲《經史證類備急本草》，原書並未刊印。宋徽宗2年，命醫官艾晟將唐氏原稿重加修訂，并改名爲《經史證類大觀本草》，簡稱《大觀本草》。

心益智療腸胃中冷心腹鼓痛胸脇逆滿霍亂吐逆調中止消渴通血脉破堅積令人不忘久服輕身延年一名人銜一名鬼蓋一名神草一名人微一名土精一名血參如人形者有神生上黨山谷及遼東二月四月八月上旬採根竹刀刮暴乾無令見風。

《經史證類大觀本草》所提到的人參，白體字並未提到生產環境，而《太平御覽・藥部8・人參》引《本草》曰:「人參，味甘微寒，生山谷，主補五藏，安定精神魂魄。……」

陶弘景《本草經集注・序》說：「其《本經》所出郡縣，乃後漢時制。」北齊・顏之推《顏氏家訓・卷6・書證第17》云：

《本草》神農所述，而有豫章、朱崖、趙國、常山、奉高、眞定、臨淄、馮翊等郡縣名，出諸藥物，……皆由後人所羼，非本文也。

可見陶、顏二氏時代所看到的《神農本草經》文，藥品出處的記載已經是郡縣加生產環境，而二人均認爲原來《經》文應當只有生產環境，即《本草經集注・序》所謂:「生熟土地所出。」這和《太平御覽》引的《本草經》不謀而合。吐魯番出土的《本草經集注》殘卷朱書《本草經》有產地生境的記載，《新修本草》（敦煌殘卷）已將產地改爲墨書〔註69〕，所以到了《證類本草》遂印成非《經》文形式的黑體書。

其次，《大觀本草》引〈梁陶隱居序〉，記載〈神農本經・名例〉一節：

上藥一百二十種爲君主養命以應天無毒多服久服不傷人欲輕身益氣不老延年者本上經

中藥一百二十種爲臣主養性以應人無毒有毒斟酌其宜欲遏病補虛羸者本中經

下藥一百二十五種爲佐使主治病以應地多毒不可久服欲除寒熱邪氣破積聚愈疾者本下經

三品合三百六十五種法三百六十五度一度應一日以成一歲倍其數合七百三十名也臣禹錫等謹按本草例神農本經以朱書名醫別錄以墨書神農本經藥三百六十五種今此言倍其數合七百三十名是併名醫別錄副品而言也則此一節別錄之文也當作墨書矣蓋傳寫浸久朱墨錯亂之所致耳遂令後世覽之者捃摭此類以謂非神農之書乃後人附託之文者率以此故也

白體字之後，掌禹錫注說：

……今此言倍其數，合七百三十名，是併《名醫別錄》副品而言也。則此一節《別錄》之文也，當作墨書矣。蓋傳寫浸久，朱墨錯亂之所致耳。

〔註69〕同〔註1〕，頁149。

掌禹錫的意思是說白體字「倍其數」以下，原爲《名醫別錄》的文字，後人傳抄發生錯誤，而羼入《本經》當中。

在陶弘景（AD456～AD536）以後大約 50 年，南朝陳後主至德初（AD583），陸德明編《經典釋文》一書，引用到的《本草經》，在藥品出處上和陶、顏二人所見到的情況一樣，都有後人誤加的郡縣文字。〔註 70〕

雖然有以上的困難，但是在重輯《神農本草經》時，《大觀本草》仍不失爲第一等的寶貴資料，《本經》大部分的經文依然保留在唐宋以後的重修本草當中。在中國，「舊籍僅存大觀、證類本草爲完書。」〔註 71〕日本・岡西爲人說：

> 《證類本草》爲宋之唐愼微所撰，乃保留古本草形式之最後一部書，亦即自《嘉祐本草》散失後唯一之現存古本草。此書……對古態之保存曾特別加以注意。……尤其用朱墨兩體以區分《神農本草》文與《別錄》文，當以此書最爲完備。〔註 72〕

曹元宇《本草經輯注・序》云：

> 今日陶氏《集注》多散見于《新修》及《證類本草》中，其原貌則只存殘頁（按：敦煌吐魯番等地發見者，有開元寫本〈序錄〉殘卷，及少數藥之本文），《新修》雖尚存，惟亦殘缺不全、朱墨不分，而唐宋諸本草則多已佚亡。幸而北宋・唐愼微《證類本草》仍巍然存在，而陶錄《經》文，基本上猶完全轉載于其中，誠可慶也。〔註 73〕

大多數的學者，在重輯《神農本草經》時，除了以《經史證類大觀本草》爲中心，還參考其他的文獻，校讎是正，盡可能恢復《本經》經文的舊觀〔註 74〕。

（二）從南宋到清代的輯佚實況

南宋・王炎（AD1138～AD1218）裒輯《本草正經》，是《神農本草經》的第一個輯本，目的在「存古」、「不忘其初」。此輯本也許從未刊行過，現在也已經亡佚，但它具有相當的歷史意義，爲明、清二代輯復《本經》開風氣之先〔註 75〕。

明萬曆 44 年（AD1616）盧復輯成《神農本經》，費時 14 年，爲現存最早的《本

〔註 70〕《經典釋文・爾雅音義・釋草第 13》云：「《本草》云：『苦菜，一名荼草，一名選，生益州川谷。』」根據陶弘景、顏之推的說法，郡縣名都是後來加入的；可見陸德明所看到的《本草》經文，已有衍文了。

〔註 71〕見《續修四庫全書提要・子部・醫家類》，頁 1236。

〔註 72〕見〈關於復原新修本草之考察〉，收入《重輯新修本草》，頁 22。

〔註 73〕同〔註 39〕，頁 3。

〔註 74〕同〔註 39〕，頁 4。

〔註 75〕同〔註 1〕，頁 55、頁 405。

經》輯本。經文輯自《證類本草》，共輯 365 種藥，採用《本草綱目》標舉的《本經目錄》爲根據，因而招致日人丹波元堅等人的批評。此輯本雖存在不少問題，但其歷史意義卻不容抹殺〔註 76〕。

清代乾嘉時期的考據學有很大的進展，表現在本草學上，就出現了輯、注《神農本草經》的熱潮。在返本歸眞、尊經復古的思潮影響下，清人對《本經》的整理研究相當突出〔註 77〕。

清・康熙年間過孟起輯《本草經》三卷，卷首條列 12 條總論，今存上品，中下品殘缺。正文取之《證類本草》白大字，不錄產地生境。該輯本仍停留在簡單的輯錄條文水平，別無考證〔註 78〕。

嘉慶間經學家孫星衍以其餘力，致力於《神農本草經》輯復，書分三卷，輯本條文體例同《證類本草》，同時參考《太平御覽》所引《本草經》佚文體例，確定了《本經》原有生長環境這一內容。書末附《本經》序錄、佚文、《吳氏本草》12 條、諸藥制使、藥對。此外又增補了《吳普本草》、《名醫別錄》及藥物文獻考校資料，資料翔實，考據精博，爲清代《本經》輯本中水平最高者〔註 79〕。

此後顧觀光輯本續有綴輯，收藥 365 種，取材於《證類本草》白大字，並進行了一些考證和校勘。然而顧本以《本草綱目》所引《本經》目錄作爲藥次依據，是其失策處。顧本較孫星衍輯本稍遜，流傳有限〔註 80〕。

黃奭於同治 4 年輯《神農本草經》，以孫星衍輯本爲基礎而署名己作，再從《太平御覽》、《爾雅》、《續博物志》補輯 22 條遺文，雖有剽竊之嫌，但補遺條文頗見功力〔註 81〕。

光緒 11 年（AD1885）王闓運自稱得明代翻刻宋嘉祐年間《神農本草經》，以之爲重輯的底本。無獨有偶，汪宏所輯《注解神農本草經》（AD1885），也號稱用的版本是宋嘉祐年間由掌禹錫校正的《神農本草經》，並佐以《本草綱目》諸書校對，載藥 365 種，分成九卷。然而根據大陸學者盛紅的考證，其目錄及部分內容卻是從《本草綱目》取材〔註 82〕。

四川岷陽人姜國伊，自同治元年至光緒 18 年（AD1862～AD1892），輯成《神

〔註 76〕同〔註 1〕，頁 90、頁 438。
〔註 77〕同〔註 1〕，頁 94～95。
〔註 78〕同〔註 1〕，頁 105、頁 460。
〔註 79〕同〔註 1〕，頁 105。
〔註 80〕同〔註 1〕，頁 105、頁 507。
〔註 81〕同〔註 1〕，頁 105～106、頁 514～515。
〔註 82〕同〔註 1〕，頁 106、頁 520～頁 521。

農本經》，共 365 種藥，佚文及目錄悉取自《本草綱目》。姜氏並沒有隱晦他的輯佚來源，較諸王、汪二氏又誠實得多〔註 83〕。

（三）日本・森立之重輯《神農本草經》

各輯本中，以孫星衍輯本及森立之輯本最佳，尤其是後者，受到本草學者一致推崇，如楊守敬、葉德輝、岡西爲人〔註 84〕、丹波元堅、莊兆祥〔註 85〕、那琦〔註 86〕、謝文全〔註 87〕、曹元宇〔註 88〕等。筆者因此採用森立之重輯《神農本草經》，以爲本論文研究之根據。

日本學者森立之研究本草學近 30 年，他根據《證類本草》、《太平御覽》，又參考保存於日本的唐本古醫書，如《新修本草》〔註 89〕、《眞本千金方》〔註 90〕、《醫心方》及《本草和名》等〔註 91〕，重新輯佚《神農本草經》，森立之輯本在日本嘉

〔註 83〕同〔註 1〕，頁 106、頁 525～頁 526。

〔註 84〕清、楊守敬《日本訪書志》說森輯本「引證之博、決擇之精，遠出孫、顧二本之上。」見丁福保《中國歷代醫藥書目》，頁 446 引。葉德輝《郎園讀書志》說：「前自序，考證本書卷數、分合次第，引證博而且精。後附考異，取校群書，多吾國未有之佚書古本。非獨孫輯無此謹嚴，即顧輯亦無此精確。顧序謂天之未喪斯文，惟此足以當之矣。」見丁書引。岡西爲人說：「日本森立之亦有重輯《神農本草經》，考據博詳，遠在明、清諸家之上。」見《重輯新修本草・序》，頁 4。以上是就其考證方面的成績講。

〔註 85〕日本・丹波元堅〈神農本草經序〉說：「森立夫……近日徵之唐以上舊帙，恍然悟古本之敍次，因又推而是正朱墨混淆者，參互審勘，務復隱居所睹之舊，錄成清本，刊印傳布之，蓋《本草經》舊本面目，於是乎始顯白於世。」莊兆祥說：「森氏……以《新修本草》爲藍本。蓋《新修本草》是承陶弘景之《本經集注》而修成，而《本經集注》中之藥物，一半是來自《神農本草經》。森氏明《本經》遞嬗之源流，故其所輯之本，較接近原書。」前文見森立之重輯《神農本草經》，頁 2；莊文見《本草研究入門》，頁 49。以上是就森輯本所參考的書籍較接近原本，而肯定其價值。

〔註 86〕那琦先生《本草學》云：「（森立之）復古輯本，爲《本經》復古之翹楚。」，頁 43。

〔註 87〕謝文全先生云：「考據詳實。」見《神農本草經之考察與重輯》，頁 51。

〔註 88〕同〔註 74〕。

〔註 89〕天保年間，江户末期的考證學家狩谷掖齋、淺井紫山、小島寶素在京都仁和寺發現新修本草舊鈔殘卷，係《新修本草》正經 20 卷中的卷 4～5，12～15，17～20，合計共 10 卷，見岡西爲人〈關於復原新修本草之考察〉，頁 11。森立之重輯《神農本草經・序》說：「如其無七情藥，則依見存舊鈔新修本草次序以補之」，蓋即 10 卷舊鈔殘卷。

〔註 90〕孫思邈的《千金方》寫成時間應早於《新修本草》，當中有很多藥是孫思邈從陶弘景《集注本草》錄出來的。日本名流和氣家奕世所傳的古鈔本，雖只存卷一單卷，但是因爲未經宋改是以珍貴，所以稱爲《眞本千金方》。天保 3 年（AD1832），松本幸彥取以影刻；森輯本藥品順序之安排主要根據該書。見岡西爲人《重輯新修本草・序》頁 9；〈關於復原新修本草之考察〉，頁 17～頁 18。

〔註 91〕《本草和名》是日本深江輔仁所寫的，輯藥物的別名與和名，附以產地；分類與次

永 7 年（清咸豐 4 年）刊行。

該輯本將序錄放在書首，再依上、中、下三品藥分爲三卷，合四卷〔註 92〕。卷上收藥 125 種，卷中收藥 114 種，卷下收藥 118 種，共計收藥 357 種。卷後附「考異」，以《新修本草》、《大觀本草》、《政和本草》、《太平御覽》、《初學記》、《藝文類聚》、《爾雅釋文》、《爾雅疏》、劉信甫《圖注本草》、《千金翼方》及日本各種古籍——如《眞本千金方》、《頓醫抄》、《長生療養方》、《本草和名》、《香藥鈔》、《香要鈔》、《藥種鈔》、《香字鈔》、《字類鈔》、《類聚名義鈔》、《和名類聚鈔》、《穀類鈔》、《萬安方》、《弘決外典鈔》等〔註 93〕校勘異同。孫輯本卷末所列的《本草經佚文》、《吳氏本草》、《諸藥制使》及《藥對》都不採入。

該輯本藥物的次序，主要按照《眞本千金方》、《醫心方》所記的七情條例；如沒有七情藥，就依《新修本草》的次序。每條藥的體例則按照《太平御覽》，藥名下僅列一別名；其次舉氣味，其次記產地，最後記主治效用。經文的文字內容則採自《證類本草》〔註 94〕。簡言之，森立之本由於考據博詳、體例謹嚴，重輯本在考證及恢復舊觀方面頗受好評。

依《中國醫學書目》、《續中國醫學書目》，森輯本在日本有嘉永 7 年刊本，及根據前版的重印本。民國 44 年，上海群聯出版社根據吳雲瑞先生所藏的嘉永 7 年刻本重新景印發行。現今臺灣國立中國醫藥研究所、香港中文大學圖書館及香港大學馮平山圖書館均有典藏。

（四）簡述森立之輯本與一般重輯本之異同

一般輯本的藥品次序或依據《本草綱目・本經目錄》，或按照《證類本草》三品藥的排列法。《綱目》本的藥品，依次是玉石、草、木、果、米穀、菜、人、獸、禽、蟲、魚，而大觀本則依玉石、草、木、人、獸、禽、蟲、魚、果、米穀、菜。森輯本則按照《千金方》七情藥目而輔以該國古本草。

序，完全按照《新修本草》，所以岡西爲人說：「《新修本草》所載藥八五〇種，其分類及次序，唯賴是書與《翼方》，纔能復其舊矣。」見《重輯新修本草・序》，頁 9～頁 10。

〔註 92〕森立之重輯《神農本草經・序》云：「今復古體，上藥爲一卷，中藥爲一卷，下藥爲一卷，凡四卷。」，頁 12。

〔註 93〕引書係筆者自森輯本〈考異〉全文一一檢索而得者，計有參校書 24 種，見森立之重輯《神農本草經》，頁 109～頁 155。

〔註 94〕同〔註 92〕，頁 14。

鑒於陶氏《本草經集注・序》有《本經》原來即「草木混同，蟲獸合併」，所以森本藥目既不標出自然物屬性，亦不嚴謹區分草木、蟲獸品。但大致上還是依照玉石、草、木、獸、禽、蟲、魚、果、菜、米穀來排列。森立之重輯《神農本草經・序》說：

> 《證類》陶序後，引《唐本注》云，豈使草木同品、蟲獸共條，披覽既難，圖繪非易。據此則知蘇敬以前陶氏七卷本，必是草木同品、蟲獸共條矣。今據《眞本千金方》及《醫心方》所載七情條例，以草木混同、蟲獸合併。

孫輯本單味藥條文內容，大體按照《大觀本草》，藥名、性味、主治、別名、產地依次描述。森輯本則依照《太平御覽》，依次爲藥名、別名、性味、產地、主治。

經文內容，二家大都採用《大觀本草》；在每藥功用之前，孫輯本依照《大觀本草》以「主」字提文；森輯本則依照《太平御覽》以「治」字提文〔註95〕。

至於藥物品數，孫輯本有而森輯本無的品物有「粟米」、「黍米」；森輯本有而孫本無的藥品爲「石下長卿」，其餘名物，二輯本內容皆相同。此外，在品物的合併與分條，二家亦有不同。

孫輯的特色是在經文之後保留許多唐以前的舊注，並利用舊籍辨析物類、證明古訓，其編排方式一如經疏。

森輯的特色在揭明《本經》原貌，剔除後代附益的部份。

孫輯將〈序錄〉中的「上藥……本上經」、「中藥……本中經」、「下藥本下經」三段經文離析開來，分別排在卷一、卷二、卷三藥品目錄前；〈序錄〉剩下來的部分文字則與《本草佚文》、《吳氏本草》、《諸藥制使》、《藥對》一併放在卷末。森輯本則將〈序錄〉整個放在卷前，與後面的三卷經文貫串成渾然一有機的整體。〔註96〕

〔註95〕〈考異〉在「玉泉……治五藏。」下云：「案治原作主，是唐人避諱所改，今據《御覽》、《千金》、《藝文類聚》正。」見森立之重輯《神農本草經》，頁112。又曹元宇《本草經輯注・序》云：「……西域所獲《集注》殘頁，確爲唐以前寫本，……此殘頁上藥之主治，凡《證類》之主字概改作“主治”二字。」，亦可提供參考。

〔註96〕筆者比較二家輯本，列簡表如下：

項 本輯	全書組織	卷數	藥數	藥品次序根據	藥品的合併與分條	經文體例	經文內容	注　疏	其　他
孫輯本	藥品目錄、經文、序例、本草經佚文、吳氏本草、諸藥制使、藥對	3	357	大觀本草	1. 青、赤、黃、白、黑、紫芝合1條 2. 郁核、鼠李分條 3. 六畜毛蹄甲、鼺鼠分條 4. 海蛤、文蛤分條 5. 牛黃、牛角䚡分條	根據大觀本草	根據大觀本草	引用許多唐以前的舊疏	1. 有黍米、粟米二條 2. 無石下長卿條 3. 以戎鹽爲正品、附大鹽、鹵鹽

第三節　《神農本草經》的分卷

關於《神農本草經》的卷數，歷來有三卷、四卷說的不同。主張三卷說者，如宋．《嘉祐本草．序例注》云：

梁《七錄》有《神農本草》三卷。

宋．《開寶重定本草．序》云：

《舊經》三卷，世所流傳。

宋．《嘉祐補註本草總敘》云：

《舊經》才三卷，藥止三百六十五種。

宋．羅泌《路史．炎帝紀》云：

漢紀雖及本草，而志無錄，梁《七錄》始有之，止三卷。

主張四卷說者，如晉．皇甫謐《帝王世紀》云：

炎帝神農氏，……著《本草》四卷。

晉．葛洪《抱朴子．仙藥卷第11》云：

《神農四經》曰：「上藥令人身安命延……。」

梁〈陶隱居序〉云：

今之所存，有此四卷。

五代後蜀．韓保昇《蜀本草．序》云：

《神農本草》上、中、下并序錄，合四卷。

森立之〔註97〕、岡西爲人〔註98〕、那琦〔註99〕也都認爲陶弘景以前的《本草經》一定是四卷，「據上藥本上經、中藥本中經、下藥本下經之文，則三品三卷，并序錄爲四卷。」〔註100〕

至於阮孝緒《七錄》、《隋志》、《新舊唐志》所說的《神農本草經》三卷，森立之等人都認爲就是經過陶弘景校定、朱墨雜書的版本，《本草經集注．序》所說的：

森輯本	序錄 經文 考異	4	357	1. 眞本千金方 2. 醫心方 3. 新修本草 4. 本草和名	1. 青、赤、黃、白、黑、紫芝分爲6條 2. 郁核、鼠李共條 3. 六畜毛蹄甲、鼺鼠共條 4. 海蛤、文蛤共條 5. 牛黃、牛角䚡共條	根據太平御覽	根據大觀本草	無	1. 無黍米、粟米二條 2. 有石下長卿條 3. 以鹵鹽爲正品、附戎鹽、大鹽

〔註97〕見重輯《神農本草經．序》，頁11。
〔註98〕見《宋以前醫籍考4．神農本草經三卷》條，頁1191。
〔註99〕見《本草學》，頁40、頁428。
〔註100〕同〔註22〕。

「右三卷，其中下二卷，藥合七百卅種，各別有目錄，並朱墨雜書，并子註。」

不管是四卷也好、三卷也罷，從多種《神農本草經》輯本來看，藥品三卷加上序錄一卷就是四卷，序錄不另計卷就是三卷，根本是實同名異而已。孫星衍《本草經・序》說：「三、四之異，以有序錄」，可謂識者。

茲將《神農本草經》之卷數說，整理成簡表於後。

《神農本草經》卷數異說表

三卷說	梁・阮孝緒《七錄》 宋・《開寶重定本草・序》 宋・《嘉祐補註本草總敘》 宋・羅泌《路史》
四卷說	晉・皇甫謐《帝王世紀》 晉・葛洪《抱朴子》 梁・陶弘景《本草經集注・序》 後蜀、韓保昇《蜀本草・序》

第四章　《神農本草經》序錄之研究

《神農本草經》主要由兩部分組成：〈序錄〉和 300 多種藥品的內容。〈序錄〉全長約 600 字，篇幅簡短，但內容涵蓋 13 條理論原則，包括：三品分類、配伍、七情、四氣、五味、採造時月、藥物鑒別、調劑、用藥必察病源、毒藥劑量的用法、對證用藥的原則、服藥時間、藥物治療的主要病症等。〈序錄〉相當於藥物學總論，記載中藥學最基本的原理，對後世本草理論的發展影響很大〔註 1〕。

〈序錄〉，唐《新修本草》、宋《證類本草》及寇宗奭《本草衍義》、孫星衍輯《神農本草經》均稱「序例」；李時珍《本草綱目》稱「名例」；今依〈開元寫本本草集注序錄殘卷〉、《蜀本草》及森立之重輯《神農本草經》，取「序錄」一詞爲正。

第一節　藥物本體說

《神農本草經・序錄》記載古時至漢代以前的藥物知識，分別用四氣（升降浮沈）、五味（辛甘酸苦鹹）概括藥物的性能和作用，根據有毒無毒而將藥物分成益氣、補虛、除邪等上、中、下三類，並創立了方劑有關配伍的方法。

一、三品分類

《神農本草經・序錄》云：

上藥一百二十種爲君，主養命以應天。無毒，多服久服不傷人。欲輕身益氣、不老延年者，本上經。

中藥一百二十種爲臣，主養性以應人。無毒有毒，斟酌其宜。欲遏病、補虛羸者，本中經。

〔註 1〕尚志鈞《歷代中藥文獻精華》，頁 17、頁 148～頁 149。

> 下藥一百二十五種爲佐使，主治病以應地。多毒，不可久服。欲除寒熱邪氣、破積聚、愈疾者，本下經。

三品藥的分類標準，是就其臨床效用及有毒、無毒來區分。上藥補充元氣，使身體輕利自如，延年益壽，無毒；中藥可以強化體質，阻止病邪發作，補益慢性虛損，其毒性大、小相間；下藥主要在治病，大多有毒，凡外感寒熱〔註 2〕、內患積聚〔註 3〕，或者有其他的病證，都可以用下藥治療。丹波元堅說：

> 藥分上、中、下，所以使人就三品之分，識無毒、有毒之辨，在臨處之際，易於擇用，此神農以來本草之制也。〔註 4〕

把藥物分成上、中、下，純粹是爲了適應實際服用上的認知。

〈序錄〉以上、中、下（方位），天、地、人（三才），或者君、臣、佐、使（政治上的階級畫分）來呼應比方，究其實，都是三品分類上的代稱符號而已〔註 5〕。陶弘景曾經就三品藥性何以用天、地、人來理解，試圖作一詮釋〔註 6〕。

《證類本草》的白體經文並無藥物毒性的記載，而森立之重輯《神農本草經》在上品「乾漆」、下品「白頭公」，記載「無毒」的經文，大概是參考《太平御覽》二品所引《本草經》而來〔註 7〕。但是在《太平御覽・卷 990・藥部 7・澤蘭》條引《本草經》亦有「無毒」的記載，何以森立之竟不採入重輯本當中呢？

總之，由森輯本僅存二種藥物經文記載「無毒」，一在上品，一在下品，推測三品藥物毒性的畫分並非絕對性嚴謹，而且〈序錄〉也說「下藥多毒」，而不一定是「必有毒」！

其實，所謂「上藥無毒」，可以「多服久服」都是一種誇大的說法，目的在藉以肯定其藥用價值而已。將中品、下品藥物兩相比較，上品藥藥勢大多比較溫和，用

〔註 2〕馬繼興《神農本草經輯注》云：「此句泛指六淫（風、寒、暑、濕、燥、火）外感疾病。」，頁 6。

〔註 3〕《難經・五十五難》云：「積者，陰氣也，其始發有常處，其痛不離其部，上下有所終始，左右有所窮處。聚者，陽氣也，其始發無根本，上下無所留止，其痛無常處。」

〔註 4〕王筠默《神農本草經校證》，頁 37 引。

〔註 5〕王冰注曰：「上中下品，此明藥善惡不同性用也」。見《內經・素問・王冰注》，卷 22，頁 29b。

〔註 6〕陶弘景《本草經集注・序》云：「上品藥性，亦皆能遣疾，但其勢力和厚，不爲倉卒之效，然而歲月常服，必獲大益，病既愈矣，命亦兼申，天道仁育，故云應天。……中品藥性，療病之辭漸深，輕身之説稍薄，於服之者，祛患當速，而延齡爲緩，人懷性情，故云應人。……下品藥性，專主攻擊，毒烈之氣，傾損中和，不可常服，疾愈即止，地體收殺，故云應地。」

〔註 7〕《太平御覽・卷 990・藥部 7》云「《本草經》曰：白頭翁，一名野丈人，一名胡王使者，味苦溫，無毒……」

量上可以較多，用藥時間也可以比較長期，但還是應當病去即止，這就是《素問・五常政大論第七十》所說的：「無毒治病，十去其九，穀肉果菜，食養盡之，無使過之，傷其正也。」中品藥毒性大小相間，用藥期及用量就必須更加保守謹慎。

二、方劑配伍

《神農本草經・序錄》云：

藥有君臣佐使，以相宣攝。合和宜用一君二臣五佐，又可一君三臣九佐。

本節「君臣佐使」指的是方劑配伍組織的原則。藥有君、臣、佐、使，互相促進制約。方藥配伍應該用一君二臣五佐，又可以一君三臣九佐。

一君二臣五佐、一君三臣九佐，是方劑組成的二種形式，實則處方的組成方法還有許多，這裏只是列舉其中二種以爲代表說明。一、二、五，一、三、九，是處方藥物配伍的數字比例，這與《素問・至眞要大論第七十四》所記的處方藥物配伍比例互有出入：「君一臣二，奇之制也；君二臣四，偶之制也。君二臣三，奇之制也；君二臣六，偶之制也。」又：「君一臣三，制之小也。君一臣三佐五，制之中也。君一臣三佐九，制之大也。」數字代表藥味的多少，明・倪朱謨《本草彙言・卷 20》說：「主病者，對證之藥也，故爲君，味數少而分量重，賴之以爲主也。臣則味數稍多，分量稍輕。使則（按：味數更多）分兩更輕，所以備通行向導之使也。」〔註 8〕

君藥是方劑配伍中的主藥，也就是針對主症起主要作用的藥物。臣藥是輔助主藥、加強主藥功效的藥物。佐藥協助主藥，解除某些次要症狀；或監制主藥，消除或防止主藥產生副作用。使藥與臣藥相應，是方劑中的引經藥物〔註 9〕。「君、臣、佐、使」利用封建政治的階級稱謂來比擬藥物在制方中的不同重要性。

把多種藥物加以嚴密的組織，有以下目的：一、避免單味藥的大量劑量，造成毒性或副作用。二、發揮更大的治療作用，包括加強主藥的功效，解除其他兼證。三、消除或防止副作用的產生。

藥物配伍的組織法「君、臣、佐、使」和上、中、下三品藥的「君、臣、佐使」有什麼區別呢？唐・王冰注〈至眞要大論第七十四・黃帝問方制君臣〉一節說：

上藥爲君，中藥爲臣，下藥爲佐使，所以異善惡之名位，服餌之道，

〔註 8〕馬繼興《神農本草經輯注》，頁 10 引。

〔註 9〕《素問・至眞要大論第七十四》云：「主病之謂君，佐君之謂臣，應臣之謂使。」明・徐春甫《古今醫統大全・卷之 3・藥用君臣佐使》云：「藥之治病，各有所主。主治者，君也；輔治者，臣也；與君相反而相助者，佐也；引經及引治病之藥至於病所者，使也。」

當從此爲法，治病之道，不必皆然。以主病者爲君，佐君者爲臣，應臣之用者爲使，皆所以贊成方用也。

又說：

上中下品，此明藥善惡不同性用也。

從服食養生的立場來講，依其重要性而有上中下，君、臣、佐使的善惡之別，因此三品藥的分類：「優劣匀分，萬世之定規也」〔註 10〕。而方劑的君臣，則是就處方上藥有重輕主從講。比如「桔梗」在《神農本草經》中屬中品，爲臣藥，這是永遠不變的。但是在治療肺癰、咽痛、咳吐膿血的「桔梗湯」中爲君藥，而在治療寒實水結胸證的「三物白散」則爲使藥；一藥之爲君、爲臣、爲佐、爲使，純粹視其在方劑中的作用而定，所以是「一時之權宜。」

三、藥物的性質

《神農本草經・序錄》云：

藥有陰陽配合，子母兄弟，根莖華實，草石骨肉。

本節主要論述古人用藥理論的四個方面：（一）藥物的陰陽屬性。（二）藥物基原的相互親緣關係。（三）同一藥的不同藥用部位與根據自然特徵的藥物分類方法。〔註 11〕

（一）藥物的陰陽屬性

「藥有陰陽配合」可以分作兩方面來理解，一是從藥和病的對應關係來看，二是從藥本身來看。古人認爲人體陰陽平衡則健康〔註 12〕，陰或陽其一偏勝則生病〔註 13〕；人體一旦有病，「陽病治陰，陰病治陽」〔註 14〕，「欲救其偏，則惟氣味之偏者能之」〔註 15〕，也就是利用藥物之偏陰或偏陽屬性來變化人身之陰陽。所以辨證施治，一在掌握病之屬於陰證或陽證；一在利用屬於陽性或陰性的藥來抑盛扶衰，調整機體內部的陰陽偏勝，使之歸於中和平衡。

藥物本身的陰陽如何來理解呢？「陽爲氣，陰爲味」、「清陽出上竅，濁陰出下

〔註 10〕明、陳嘉謨《本草蒙筌・總論・藥劑別君臣》。

〔註 11〕同〔註 8〕，頁 13。

〔註 12〕《素問・調經論第六十二》云：「陰陽匀平，以充其形，九候若一，命曰平人。」

〔註 13〕《素問・陰陽應象大論第五》云：「陰勝則陽病，陽勝則陰病。陽勝則熱，陰勝則寒。」

〔註 14〕《素問・陰陽應象大論第五》。又陳西河《中醫名詞辭典》云：「陽病治陰，患陽熱盛的病，必傷陰津，治療方法宜養陰退熱，又叫壯水制火。陰病治陽，患陰寒盛的病，必傷陽氣，治法宜扶陽以散寒，又叫益火以消陰。」頁 141、頁 123～頁 124。

〔註 15〕參見明・張介賓《類經・11 卷・氣味類》，「天食人以五氣，地食人以五味」條。

竅。清陽發腠理，濁陰走五藏。清陽實四支，濁陰歸六府。水爲陰，火爲陽。……陰味出下竅，陽氣出上竅。味厚者爲陰，薄爲陰之陽。氣厚者爲陽，薄爲陽之陰。味厚則泄，薄則通；氣薄則發泄，厚則發熱。」〔註16〕「陽主外，陰主內」〔註17〕「陽者主上，陰者主下」〔註18〕。藥物其作用屬陽，出於上竅，主乎衛外，發於腠理，外充四肢，火熱而躁爲陽。氣厚的是陽中之陽，有發熱的作用；氣薄的是陽中之陰，能發散周身。藥物其形質屬陰，出於下竅，主乎守內，入於五臟，內歸六腑，水寒而靜故爲陰。味厚是陰中之陰，能使大便泄瀉；味薄的是陰中之陽，能使之宣腸。

茲將上列說明，整理出一簡表如下：

陽		陰	
氣		味	
上　竅		下　竅	
陽中之陽	陽中之陰	陰中之陰	陰中之陽
氣　厚	氣　薄	味　厚	味　薄
身體發熱	發散周身	泄　瀉	宣　腸

總的來說，陽性藥物其氣溫熱，味多辛甘，大多有升浮、上行、向外、升陽、發表、散寒等作用；陰性藥物其氣寒涼，味多酸苦鹹，大多有沈降、下行、向內、潛陽、降逆、收斂、清熱、滲溼、瀉下等作用。能夠治療熱（陽）性病證的藥多屬於寒性或涼性（陰）；能夠治療寒（陰）性病證的藥多屬於熱性或溫性（陽）〔註19〕。如黃連苦寒，可以清熱燥溼，治療熱病瀉痢；附子辛溫，可以治療因大汗而陽氣衰竭導致的四肢寒冷。

其次，病有二種以上的症狀時，則利用不同藥物的陰陽配合來治療。如交泰丸治療心腎不交證候，方中黃連苦寒，屬陰，上清心火；肉桂溫熱屬陽，下溫腎陽，兩藥上下交通、陰陽相交，則心腎得交，水火既濟，諸證得治。

再者，萬物負陰而抱陽，而藥亦有陰陽，而且陰中涵陽，陽中涵陰。比如：

> 當歸味辛溫，火也；其汁油潤，水也，一物而具二者，是水交於火所化之物也，恰與血之生化相同（按：腎水交於火而爲血），故主補血。

〔註16〕見《素問・陰陽應象大論第五》。
〔註17〕《素問・皮部論第五十六》。
〔註18〕《靈樞・口問第二十八》。
〔註19〕《素問・至眞要大論第七十四》云：「寒者熱之，熱者寒之。」

苧麻根汁本白，而能轉紅色，故生血，是水交於火，化血之義也。藕節亦然，藕生於水，其上發花，而花秉火色，是水上交於火之象；藕汁能轉紅色，又是火化爲血之象，藕汁之氣化，與人血之氣化相同，所以清火而化瘀血。〔註20〕

（二）藥物基原的相互親緣關係

子母兄弟，有二種解釋。一是根據藥物基原的親緣關係比喻爲子、母、兄、弟。陳伯先《芷園臆草》云：

> 若子母者，桃樹生子，則桃樹是母，桃子是子。…又如蓮藕是母，蓮實是子。…乃若兄弟，如榆有大葉榆、細葉榆，菀有紫、白、青、黃色；菊有百種，牡丹、芍藥有百種。…舉此則不唯兄弟，且有氏族種類之殊，不可窮詰。〔註21〕

誠若所述，則兄弟應當是指同屬不同種，比如紫菀、白菀皆是菊科紫菀屬，不過一開紫色花、一開白色花，種類不同。子、母則是由同種植物所生長出來者。

以《本經》藥品爲例，如「下品·桃核」及其副品：「桃華、桃梟、桃毛、桃蠹」，皆爲桃樹所生，相對於桃樹之爲母，則桃華、桃梟、桃毛、桃蠹皆爲子。這些子之間主治效能彼此有相近處，而同種類植物之藥治當亦有相近處。本此觀念，而有所謂的藥物替代品。〈序錄〉討論「子母兄弟」的用意應當在此。

第二種解釋，是以當季植物來分別所屬五行，而有子母兄弟之義。掌禹錫《嘉祐本草》引《蜀本注》說：「若榆皮爲母，厚朴爲子之類是也。」盧復《神農本經》對此有一段說明：

> 榆先百木而青，春躦其火，是肝、是春、是木之藥也。厚朴色紫，且得心之氣味，是火，是夏，是心之藥也。木生火、肝生心，則肝之藥皆可以爲心藥之母；心之藥皆可肝藥之子。由是以五行子母判諸藥之相生，則子母之義，昭如日星。若所謂兄弟者，如春取榆柳之火，榆柳皆肝物，可兄榆而弟柳，亦可兄柳而弟榆，視病之主而先長之，則兄弟之義甚明。〔註22〕

（三）藥用部位與藥物分類

根莖華實，是以藥材當中最常見的植物藥借代說明藥用部位的不同。如人參用其根、木通用其莖、菊華用其華、葶藶用其實。桑根白皮用其根皮，而其葉、菌耳

〔註20〕張拙夫《中國本草學》，頁209。
〔註21〕謝文全《神農本草經之考察與重輯》，頁96引。
〔註22〕同前註。

俱可入藥用。牛黃用其牛膽結石，而其牛膽、牛角䚡俱可入藥用。豬卵用其睪丸，鼠婦則用全蟲。植物藥有根、莖、花、葉、果實、種子、全草的不同；動物藥則有皮毛、骨角、肉、膽、卵、脂、分泌物之異。

草石骨肉，「草」爲植物的統稱，包括草本及木本植物在內。「石」爲礦物的統稱，包括金屬（金）和非金屬（石）。「骨」爲構成動物體的支架，「肉」指動物肌體，故「骨肉」二字爲動物的統稱〔註 23〕。根據森立之輯本，《本經》當中植物藥，計得 251 種；礦物藥 41 種；動物藥 65 種。「草石骨肉」就是指藥材當中的植物藥、動物藥及礦物藥。按所佔比例來看，植物藥居首位，約佔 70.31%，從動植物分類看，包括高低等動植物。高等植物如人參、當歸，低等植物如茯苓、靈芝；而牡蠣、水蛭、白殭蠶等屬於低等動物，鹿茸、犀角等爲高等動物藥材。金屬礦物如代赭石、磁石；非金屬礦物如朴硝、滑石等。由此可見《本經》藥材其品種來源極爲豐富。

四、藥物的七種作用

《神農本草經・序錄》云：

> 有單行者，有相須者，有相使者，有相畏者，有相惡者，有相反者，有相殺者。凡此七情，合和視之。當用相須相使者良，勿用相惡相反者。若有毒宜制，可用相畏相殺者。不爾，勿合用也。

藥之七情講的是藥物間的七種作用；其中除了「單行」外，均是兩種以上藥物之間的交互作用。一般治療疾病時，利用相須、相使來加強療效。忌用相惡、相反，以免產生副作用。如果要使用藥物來減輕或消除另一種藥物的毒性或副作用，可以用「相畏」、「相殺」來互相牽制，如果不是這樣，就不適合用。

前文君、臣、佐、使的配伍組織，就是利用藥物與藥物間的相互作用，使藥效發揮到最大，副作用減到最低。

單行者，「單方不用輔也」〔註 24〕，單用某一種藥來發揮效能，如獨參湯，單用人參一味，大量服用足以大補元氣。

相須者，「同類不可離也」〔註 25〕，將兩種性能相類的藥物同用，能互相增強作用〔註 26〕。如知母瀉肺熱及膀胱邪熱，入腎、肺二經氣分；黃柏瀉膀胱相火，入腎、肺二經血分〔註 27〕，二藥皆能滋陰，故黃柏、知母相須而行，能增強滋陰

〔註 23〕同〔註 8〕，頁 12。
〔註 24〕明・本時珍《本草綱目卷一・神農本經名例》。
〔註 25〕同前註。
〔註 26〕《中醫常用術語集註》，頁 308。
〔註 27〕清・汪昂《本草備要》，草部及木部。

降火的療效。

相使者，「我之佐使也」〔註 28〕，兩種以上藥物同用，以某種藥爲主，其餘藥爲輔，以提高主藥的療效〔註 29〕，陳嘉謨說：「有相使者，能爲使卒，引達諸經也，此二者不必同類。」〔註 30〕比如，當歸從黃耆則能補血；當歸從牽牛則能破血，端視主藥的療效而定。

「相須」、「相使」都是在增強療效，相當於現代藥理學的相加作用與協同作用〔註 31〕。

相畏者，「受彼之制也」〔註 32〕，兩種藥物合用後，產生抑制作用，一種藥物的烈性或毒性，受到另一種藥物的抑制或減輕。如以半夏配生薑同用，半夏之毒就受到生薑的抑制。

相殺者，「制彼之毒也」〔註 33〕，一種藥物能減輕或消除另一種藥物的中毒症狀。如綠豆能殺巴豆毒，減輕巴豆的中毒症狀；防風能促進砷的排出，解除砒霜中毒的症狀。〔註 34〕

「相畏」、「相殺」都是從藥物毒性互相制約而言，一是「受彼之制」，一是「制彼之毒」，乃被動與主動語態之別，如半夏畏生薑，故生薑能制半夏毒，即「相殺」之義（生薑殺半夏）。

相惡，「奪我之能也」，兩種藥性不同的藥物合用後，產生拮抗作用，使藥效減弱或消失〔註 35〕。如生薑惡黃芩，因爲黃芩能減弱生薑的溫性。相惡和相畏的不同在於：「所謂惡者，惡其異我」、「所謂畏者，畏其制我」〔註 36〕，一是就藥性不同的藥物，能減弱另一藥之性能講；一是就減低烈性或毒性講。

相反者，「兩不相合也」〔註 37〕，兩種藥物合用後，產生強烈的副作用。如甘遂有毒，具有瀉下、利尿作用，而甘草則有促進水鈉瀦留的作用，兩者合用後，甘草抵消了甘遂的逐水作用，使甘遂只表現出毒性作用〔註 38〕。

〔註 28〕同〔註 24〕。
〔註 29〕同〔註 26〕。
〔註 30〕同〔註 10〕，《本草蒙筌・總論・七情》。
〔註 31〕陳岱全《藥理學》，頁 30～頁 31。
〔註 32〕同〔註 24〕。
〔註 33〕同〔註 24〕。
〔註 34〕同〔註 24〕。
〔註 35〕陳華《中醫的科學原理》，頁 244。
〔註 36〕李杲《珍珠囊指掌補遺藥性賦・用藥法》，頁 7。
〔註 37〕同〔註 24〕。
〔註 38〕同〔註 35〕。

「相畏」、「相殺」、「相惡」，在現代藥理學來看類似一種抑制或拮抗作用〔註 39〕。相須、相使，都是使藥效增強，因此應用於一般的方藥配伍。如果爲了抑制藥物的毒性反應，可以用相畏、相殺〔註 40〕。而相惡、相反，或者使藥效減弱，或者會產生強烈的副作用，所以在一般配伍時不用。

五、藥物的四氣、五味及毒性

《神農本草經・序錄》云：

> 藥有酸鹹甘苦辛五味，又有寒熱溫涼四氣，及有毒無毒。

藥氣的寒、熱、溫、涼，可不是像藥味那樣僅靠口嚐就能說出大概，而是根據實際服用後的效果，反覆驗證然後歸納出來的。四氣中的溫熱與寒涼，屬於兩類不同的性質，溫與熱，寒與涼分別具有共同性，溫次于熱，涼次于寒，即在共同性質中又有程度上的差異。

在寒、熱、溫、涼四種不同的氣當中，屬寒性之藥多半可以清熱、涼血、瀉火、解毒；屬熱性之藥多半可以袪寒、助陽、強壯、溫裏、補氣。溫性之藥類似熱性而程度稍緩和；涼性之藥類似寒性而比較不寒。例如《本經・附子》云：「味辛溫，治風寒、溫中。」《本經・黃連》云：「味苦寒，治熱氣。」

《本經》經文並未提到〈序錄〉的「涼氣」，卻有「平、寒、微寒、小寒、溫、微溫、大熱」等不同程度的藥氣。王好古認爲：「微寒即涼」（《湯液本草》），所以沒有涼氣。王冰注《素問・至眞要大論第七十四・司天之氣・風淫所勝》條曰：「積涼爲寒，積溫爲熱。」也就是說寒性藥比涼性藥要寒些，熱性藥比溫性藥要熱些。至於平性則藥性平和、偏寒偏熱並不明顯，因此作用也比較緩和。〔註 41〕

不同的性氣有不同的效用，《素問・至眞要大論第七十四》說：「寒者熱之，熱者寒之」，《神農本草經》簡單概括爲「療寒以熱藥，療熱以寒藥」，這是中醫學最基本的用藥規律，利用藥物性氣之偏，以調治人身之氣的偏盛偏衰，達到陰陽平衡。清末醫家唐宗海在《本草問答》中說：

> 設人身之氣，偏勝偏衰，則生疾病，又借藥物一氣之偏，以調我身之

〔註 39〕同〔註 31〕，頁 30。

〔註 40〕如附子畏人參、甘草、生薑，正因附子有大毒，與人參等藥相配，可以制其毒。張機《傷寒論》、《金匱要略》用附子方有 37 首，其中有 23 首配生薑、甘草或人參。比如四逆湯，用附子、乾薑、炙甘草同煎，其毒性較諸單味附子煎液降低四倍。見謝文全《神農本草經之考察與重輯》，頁 59。

〔註 41〕森立之《本草經考注》曰：「（本草）白字別有平，蓋是不偏寒、熱、溫、涼四氣，而爲平淡無辟之物，以應四季脾土之氣。故上品多平性而無毒。是四氣上加平，而爲五氣，則與五味相比也。」

盛衰而使歸于和平，則無病矣。蓋借藥物之陰陽以變化人身之陰陽。

作爲中藥藥性的重要內容，五味與四氣的關係最爲密切。元・王好古《湯液本草》說：「凡藥之所用者，皆以氣、味爲主。」〔註 42〕明・繆希雍《本草經疏》也說：「藥有五味，中涵四氣，因氣味而成其性。」〔註 43〕

如何來理解四氣、五味與藥性的關係呢？前文提到利用藥物的陰陽可以治療病氣的陰陽偏勝，使之歸於平衡，而四氣、五味即是藥物陰陽的再細分。明・繆希雍《本草經疏》說：「五味之變，不可勝窮，此方劑之本也。陰陽二象，實爲之綱紀焉。」〔註 44〕清・吳儀洛《本草從新》說：

寒熱溫涼，氣也。酸苦甘辛鹹，味也。氣爲陽，味爲陰。〔註 45〕

氣雖爲陽，味雖爲陰，但陰陽互倚，「氣厚者爲陽，（氣）薄爲陽之陰」〔註 46〕。味爲陰，五味之中還可以再分出陰、陽。「辛甘發散爲陽，酸苦涌泄爲陰，鹹味涌泄爲陰」〔註 47〕。因此，氣味乃藥物陰陽的再細分。

在第二章〈藥與五行的概念〉一節，提到《素問・藏氣法時論第二十二》說性味的二種結論，今將之綜合如下：

酸能收；苦能泄能堅；甘能緩；辛能散能潤；鹹能燥能耎。

吳儀洛《本草從新》說：「酸者能濇、能收，苦者能泄、能燥、能堅；甘者能補、能和、能緩；辛者能散、能潤、能橫行；鹹者能下、能耎堅，此五味之用也。」〔註 48〕可以說是補充了《素問》五味性能說，對五味作用的進一步說明。

所謂「陽主外，陰主內」〔註 49〕、「陽者主上，陰者主下」〔註 50〕，若與前面的五味作用排比組合，總結得下列論點：

辛、甘之藥，能上行向外，有散、潤、補益、和、緩、橫行的作用。

酸、苦、鹹之藥，能下行向內，有收、濇、瀉、下、軟堅、燥溼的作用。

徵諸《本經》：「五味，味酸，（治）欬逆上氣〔註 51〕，強陰，益男子精。」，「黃連，

〔註 42〕同〔註 8〕，頁 17 引。

〔註 43〕同〔註 4〕，頁 53 引。

〔註 44〕同前註。

〔註 45〕同〔註 4〕，頁 54 引。

〔註 46〕同〔註 16〕。

〔註 47〕《素問・至眞要大論第七十四》，五味之外還有一淡味，一般均將其附於甘，不稱六味。

〔註 48〕同〔註 44〕。

〔註 49〕同〔註 17〕。

〔註 50〕同〔註 18〕。

〔註 51〕上氣，呼多吸少，氣息急促，五味能斂氣。

味苦，治腸澼、腹痛、下利。」，「甘草味甘，長肌肉、倍力、解毒。」，「附子味辛，治風寒。」，「鼈甲味鹹，治心腹癥瘕、堅積、去痞、息肉、痔、惡肉。」

以上是五味作用與陰陽屬性的關係，至於五味對臟病的影響，可以參考第二章〈藥與五行的概念〉一節。

經文在諸藥之下，沒有氣字，而只有味字，如：「玉泉，味甘平」，「水銀，味辛寒」，王安道《溯洄集》曰：「獨以味字冠之者，由藥入口，惟味爲先故也。」〔註52〕繆希雍說：「藥有五味，中涵四氣」〔註53〕，二說皆足以合理解釋經文只言味而氣亦在其中的原因。

氣味相合而成藥性說，可以繁，可以簡。簡言之，不同氣味藥物之配合會產生不同的功用及療效。茲以王好古及謬希雍二家的意見總結本節。王好古曰：

> 本草之味有五，氣有四，然一味之中有四氣。如辛味，則石膏寒，桂、附熱，半夏溫，薄荷涼之類是也。……有使氣者，使味者，氣味俱使者，先使氣而後使味者，先使味而後使氣者。有一物一味者，一物二味者，一物一氣者，一物二氣者，……不可一途而取也〔註54〕。

繆希雍曰：

> 氣味互兼、性質各異，參合多少，制用全殊〔註55〕。

四氣與五味的不同配伍，可以產生不同的作用，以適應臨床上的各種不同需要，如辛溫藥可散寒解表，臨床用治風寒束表的感冒；而辛涼藥能疏散風熱，可用治風熱型的感冒。苦溫熱如蒼朮，適用於寒濕證；苦寒藥如黃連，適用於濕熱證。

至於有毒、無毒，在前文「三品分類」已經討論過，在此稍加補充。無毒指的是藥性平和，有毒指的是藥物具有一定程度的副作用或毒性。《本經》上、中、下三品有毒、無毒的概念是臨床用藥經驗的比較性結果。凡上品藥，藥性多平和溫厚；中品藥，藥性副作用較下品藥小；而下品藥則是三品當中副作用較大、毒性也較劇烈者。

認識藥物的有毒、無毒，了解其藥性作用的峻利或和緩，才能根據病體虛實〔註56〕、疾病的輕重淺深，選擇適當的藥物，斟酌合宜的藥量。這就是《素問・至眞要大論第七十四》所說的：「有毒無毒，所治爲主，適大小爲制也。」〔註57〕

〔註52〕同〔註4〕，頁56引。

〔註53〕同〔註42〕。

〔註54〕明・李時珍《本草綱目・卷1・序例上》轉引。

〔註55〕同〔註43〕。

〔註56〕《素問・五常政大論第七十》云：「耐毒者以厚藥，不勝毒者以薄藥。」王冰注曰：「藥厚薄謂氣味厚薄者也。」即藥性平和或峻烈。

〔註57〕寇宗奭《本草衍義・序例》曰：「人氣有虛實，年有老少，病有新久，藥有多毒少毒，

（可以參考本研究第二章「藥與毒」一單元）

第二節　藥物外緣論——影響藥材品質的因素

〈序錄〉對於藥物的炮製、貯藏方法和經驗有以下概括性的描述。

《神農本草經・序錄》云：

陰乾暴乾，採治時月，生熟，土地所出，眞僞陳新，並各有法。

藥材貯藏前的乾燥處理，藥物採收的時節，生品或經過炮製的藥材，藥物的生長環境，藥物的眞僞鑒別以及陳品新品的使用，各自有一定的法度。

陰乾與曝乾均是爲了便於長期保藏的目的，將新鮮的動、植物進行乾燥處理。陰乾是將藥物放置在無陽光的通風處乾燥，曝乾則是直接放置陽光下乾燥，都是最原始簡單的自然乾燥法。不論用何種乾燥法，藥物都必須徹底乾燥，才可以達到長期保藏的目的，並且維持藥材有效成分的含量〔註 58〕。

不同的藥用部位，如植物的根、莖、葉、華、果實、種子或全草等各有一定的成熟時期，而且有效成分的多寡也因季節而有不同。因此，要儘量選擇藥用植物的有效成分含量最多時進行採集，才能得到品質較好的藥材。動物藥材同樣有一定的捕捉與加工時期，才能符合醫療上的要求〔註 59〕，這就是「採治時月」的意義。

陶弘景《本草經集注・序》云：

凡採藥時月，……其根物多以二月、八月者，謂春初津潤始萌，未衝枝葉，勢力淳濃故也；至秋則枝葉就枯，又歸流於下，今即事驗之，春寧宜早，秋寧宜晚。其華實莖葉，乃各隨其成熟耳，不必都依本文。

陶注說明以下三點：一、《本經》當中，原來應當有藥品採集時間的記載，至少在陶氏時代所見到的《神農本草經》如此，而今在《證類本草》各藥內容關於藥材採集的規定，卻爲黑體字。二、對於植物藥材根部的採集時間與原因，較其他藥用部位清楚。三、「華葉莖實」以「各隨其成熟」總括之。

明・陳嘉謨《本草蒙筌・總論・收採按時月》云：

採未老枝莖，汁正充溢。摘將開花蕊，氣尚包藏。實收已熟味純，葉採新生力倍。

更在逐事斟量。」

〔註 58〕明・陳嘉謨《本草蒙筌・總論・藏留防耗壞》云：「倘陰乾、曝乾、烘乾未盡去溼，則蛀蝕、黴垢、朽爛不免爲殃。」

〔註 59〕見《中國藥材學》，頁 66。

乃是對陶注的再補充說明。至於動物藥採集，也有一定的時期。如驢皮以冬採者爲良，取其皮厚脂多，稱爲冬板。鹿茸應在清明後 45 日～60 日採收，過遲則角化。昆蟲類藥物，其孵化發育都有一定的時間，如桑螵蛸（即螳螂卵）應在三月中採收，過時便會孵化〔註 60〕。

《金匱玉函經》云：

> 須皮去肉，或去皮須肉，或須根去莖，又須花須實，依方揀採治削，極令淨潔，然後升合稱兩，勿令參差。〔註 61〕

藥物採集之後，留下需要部位，去除不用部分，加以漂洗，去除雜質污泥，而後迅速乾燥修切，即得成品，此之謂「治」。

唐・孫思邈《千金翼方・卷 1・採藥時節》說：

> 夫藥採取不知時節，不以陰乾、暴乾，雖有藥名，終無藥實。

又：

> 凡藥皆須採之有時日，陰乾暴乾則有氣力。〔註 62〕

很簡要地道出乾燥處理與採治時月的用意與重要性。

「生」，未經炮製的藥材；「熟」，經過加工處理，尤其是指經過水火同製的藥材。有的藥物使用生品較佳，有的藥物經過炮製處理，足以減低副作用，更能發揮療效。如《本經》記載露蜂房、蛇蛻、蜣蜋：「火熬之良」。貝子：「燒用之良」，而乾地黃、乾薑：「生者尤良。」

其次，同一藥物生用熟用，藥效即或不同。如：「蕤仁生服不眠，熟服多睡」〔註 63〕，甘草「補中炙用，瀉火生用」〔註 64〕，人參「補用熟，瀉火用生」〔註 65〕，梔子「生用瀉火，炒黑止血，薑汁炒止煩嘔」〔註 66〕。傅復慧說：

> 藥之生熟，補瀉在焉。……蓋生者性悍而味重，其功也急，其性也剛，主乎瀉。熟者性淳而味輕，其功也緩，其性也柔，主乎補。……用生用熟，各有其宜。實取其補瀉得中，毋損於正氣耳。〔註 67〕

即此之謂也。

〔註 60〕同〔註 21〕，頁 69。
〔註 61〕《金匱玉函經》語，見王筠默《神農本草經校證》，頁 63 引。
〔註 62〕同〔註 59〕，頁 86。
〔註 63〕徐靈胎《醫學源流論・藥性專長論》語，見王筠默《神農本草經校證》，頁 65 引。
〔註 64〕《本草備要・卷 1・草部》。
〔註 65〕同前註。
〔註 66〕同〔註 64〕。
〔註 67〕同〔註 4〕，頁 64 引。

「土地所出」指藥物的生長環境而言，即產地。《本經》除阿膠一味有「出東阿」（山東省阿縣）語，其餘各品並無具體地名的記載，只有（生）山谷、平土、池澤、川谷、川澤、平澤、谷中、楊柳上、桑枝上、平谷等自然環境的描述，這似乎說明當時藥物以野外採集爲大宗。自《名醫別錄》以後，才開始明確記載藥物出產的郡縣名稱。正如陶弘景《本草經集注・序》所說：「諸藥所生，皆有境界。今郡縣之名，後人所改耳。」

中藥既爲自然界產物，某地的氣候、土壤、水分及陽光等因素，對藥物的生長、發育及有效成分的生成都有密切關係。不同產地的藥物，往往也會影響治療的效果。如陶弘景說：

> 江東以來，小小雜藥，多出近道，氣力性理不及本邦。假令荊、益不通，則全用歷陽當歸〔註68〕、錢塘三建〔註69〕豈得相似。所以療病不及往人，亦當緣此故也。(《本草經集注・序》)

所以藥肆必以地道相標榜。如木香以廣東產者爲勝，因名「廣木香」；茯苓以雲南所產者爲佳，故稱「雲苓」；貝母以四川產者爲良，則名之曰「川貝」；又山東省阿縣所產之阿膠爲別處不及，故以地冠名。寇宗奭《本草衍義卷之 2・序例中》所謂：「凡用藥必須擇州土所宜者，則藥力具，用之可據。」《證類本草》各藥產地的文字部分是黑體字，而在《本經》當中並沒有特別標出地道，地道藥材或者是後來本草踵事增華的結果。

此外，同類或同名的藥材有時包含了無數種別（即同屬不同種之植物）皆可以供藥用，其來源互異，造成藥效間的差異，傳統以產地（道地）來區別，可以減少這方面的困擾〔註70〕。

藥材的眞僞當然關係其品質，《本經》經文藥品內容並沒有提到藥材的鑒別。

東漢以後醫師多半不親自採藥，藥物的來源仰賴中藥商。不法藥商用假藥冒充眞藥，所在多有。如後漢・王符《潛夫論・卷2・思賢第8》記載以「支羅服」代替人參，以「蒸橫麥」代替麥門冬〔註71〕。晉・張華在《博物志・卷4・戲術》，引用《神農本草》的一種早期傳本，提到用雞卵冒充琥珀之說。梁・陶弘景在《本草經

〔註68〕陶弘景《本草經集注・卷4・當歸》云：「歷陽所出，色白而氣味薄，不相似，呼爲草當歸，缺少時，乃用之。」歷陽即今安徽省和縣一帶，所產當歸，品質較劣，稱「草當歸」。

〔註69〕陶弘景《本草經集注・卷5・天雄》云：「此與烏頭、附子三種，本並出建平，故謂之三建。今宜都佷山最好，謂爲西建。錢塘間者，謂爲東建，氣力劣弱不相似。」

〔註70〕同〔註21〕，頁72。

〔註71〕同〔註8〕，頁19引。

集注・序》說，患者跟藥商買藥，藥商依方合藥，把須要去皮、除心的部分的重量也算進去，就造成秤兩不足、藥力不夠。還有一些名貴藥材，在藥商層層轉售的過程中被動過手腳，用來治病，當然功半。宋・蘇頌《本草圖經・序》說，過去就有人把「薺苨」假作「人參」，將「蛇床」假作「蘼蕪」，用「水銀硃」充當「硃砂」，把「杜蘅」當作「細辛」，用「黃耆」當作「苜蓿」〔註 72〕，贗品泛濫甚爲嚴重，所以明朝・陳嘉謨以諺語來形容這樣的情況：「賣藥者兩隻眼，用藥者一隻眼，服藥者全無眼」，眞是貼切。

其次，採送之家爲了使藥材賣到好價錢，在處理藥材加工的過程當中，也會有一些造假。比如「鍾乳醋煮令白，細辛水漬使直，黃耆蜜蒸爲甜，當歸酒灑取潤，螵蛸膠著桑枝，蜈蚣朱足令赤」，「傳習造作，眞僞好惡，並皆莫測」〔註 73〕，「苟非確認形質，精嘗氣味，鮮有不爲其誤者」〔註 74〕。鑒別藥材之眞僞，因此非常重要。

藥之陳新，影響藥效。有的藥材適合馬上使用，久藏則容易霉壞變質。比如含揮發性成分的、含酵素容易被破壞藥用成分的、成分容易變質散失的，或花、葉、全草類的藥材〔註 75〕。有的藥材陳放越久，烈性或火氣消減，自然更有助於治病〔註 76〕。比如薄荷含揮發油，置久則成分散失，當用新品爲佳；而橘皮、半夏陳久者烈氣消，無燥散之患，同用時名爲「二陳湯」。

第三節　藥物的劑型

《神農本草經・序錄》云：

> 藥有宜丸者，宜散者，宜水煮者，宜酒漬者，宜膏煎者，亦有一物兼宜者，亦有不可入湯酒者。並隨藥性，不得違越。

藥物有的適宜作成丸劑、散劑、湯劑、酒劑或膏劑。有的處方，可以作成二種（或二種以上）的劑型，也有的藥物不可以作成湯劑、酒劑，這些都要隨藥性而定，不能違反。

劑型的製作，不僅不得違反藥性，也適應治療的個別需要。陶弘景說：

> 疾有宜服丸者、宜服散者、宜服湯者、宜服酒者、宜服膏煎者，亦兼

〔註 72〕同前註。
〔註 73〕陶弘景《本草經集注・序》。
〔註 74〕繆希雍〈祝醫五則〉語，同〔註 21〕，頁 74 引。
〔註 75〕同〔註 21〕，頁 74 引。
〔註 76〕見吳遵程《本草從新・總義》，同〔註 4〕，頁 68～頁 69 引。

參用，察病之源，以爲其制耳。〔註77〕

〈序錄〉提到當時最常用的五種劑型，屬於液體的劑型有湯劑、酒劑；屬於半固體的劑型有膏劑；屬於固體的劑型則有散劑、丸劑。

一、屬於液體之劑型

（一）湯　劑

將藥物用水煎成湯液，稱爲湯劑〔註78〕。這是最常用的劑型，適用於一般疾病或急性疾病。可用於內服或燻洗，其特點是容易吸收、發揮療效。其缺點是耗時煎藥〔註79〕。比如《本經‧當歸》云：「煮飲之。」《本經‧茺蔚莖》云：「可作浴湯。」

日本‧丹波元堅說：

> 湯之爲物，煮取精液，藥之性味，混然融出，氣勢完壯，其力最峻。表裏上下，無所不達，卒病痼疾，無所不適。是故補瀉溫涼，有毒無毒，皆以湯爲使，所以用湯最多也。唯其最峻，故大毒之藥，功力過烈，乃在所畏。本草，藥不宜入湯酒者，多係大毒之品，其意可知也。〔註80〕

這是說把藥材煮成湯液能夠讓藥材的有效成分發揮到極致，急病、慢性頑症因此經常用到湯劑。但是，毒性大的藥材，則不適合作成湯劑。

（二）酒　劑

以白酒作溶媒，浸出藥物中的有效成分，所得到的澄清液體稱爲醴，俗稱藥酒〔註81〕。由於酒性善行，可助藥力行遍全身，通常應用於宣通血脈，治療風溼痺痛等症。優點是可以長久保存，易於服用；缺點是要經過一段較長時間浸漬才能使用〔註82〕。《本經‧蒲陶》云：「可作酒。」

《素問‧血氣形志篇第二十四》云：「經絡不通，病生於不仁，治以按摩醪藥。」醪藥就是藥酒。《聖濟經》及《聖濟總錄》認爲，凡「導引痺鬱」、「血虛氣滯」、「陳寒痼冷」、「偏枯不隨」、「拘攣痺厥」之類者，都應該經常服用藥酒打通血脈，「取其漸漬之力也。」〔註83〕

〔註77〕同〔註73〕。

〔註78〕明‧陳嘉謨《本草蒙筌‧總論‧五用》云：「湯，煎成清液也。」

〔註79〕莊兆祥《本草研究入門》，頁94。

〔註80〕同〔註4〕，頁72引。

〔註81〕酒劑藥有二種，一是冷浸，一是熱浸，其差別在於是否將藥酒加熱煎煮。陶弘景《本草經集注‧序》說：「凡漬藥酒，隨寒暑日數，視其濃烈，便可漉出，不必待至酒盡也。滓可曝燥微擣，可漬飲之，亦可作散服。」

〔註82〕同〔註79〕。

〔註83〕同〔註4〕，頁70、頁75引。

二、屬於半固體之劑型——膏劑

將藥物煎煮取汁，濃縮成半固體，稱爲膏劑。分內服與外用兩種。內服膏劑，是將藥物加水，再三煎熬，去渣後再慢火濃縮，加入冰糖或蜂蜜熬成濃稠的藥膏，有補養治療作用，常用於慢性疾病或身體虛弱者。外用膏劑，是把蜂蠟加入植物油中，加熱溶化，乘熱加入藥末，不斷攪拌，待冷凝即成〔註84〕。另外還有一種作法，把藥料浸在麻油內一定時間，再入鍋煎熬，待藥物枯黑，去渣，再熬至極爲稠厚，加入黃丹拌勻，將鍋離火，藥液逐漸凝固，凝固後取出切成大塊，浸涼水中去火毒，用時加熱溶化，攤於布或紙上，貼於局部，有祛風、化溼、行氣、活血、去腐、生肌收口、護肉等作用〔註85〕。《本經・消石》云：「鍊之如膏，久服輕身。」《本經・雷丸》云：「作膏，摩小兒百病。」

明・陳嘉謨《本草蒙筌・總論・五用》說：「去久病用之，取其如飴，力大滋補膠固，故曰：膏者，膠也。」這是就其作用言。又：「可服之膏，或水，或酒隨熬，滓猶酒煮飲之。」是講內用膏劑。又：「可摩之膏，或油或醋隨熬，滓宜搗敷患處。」則是講外用膏劑。

三、屬於固體之劑型

（一）散　劑

將藥物研成粉末，有內服、外用兩種。內服散劑，質細而量少的可以直接沖服；質粗而量大的，臨用時加水煮服。外用散劑把細末撒布於局部，或用酒、醋、蜜等調敷於患處〔註86〕。散劑有製作簡便，便於服用等優點，但吸收較湯劑爲慢。丹波元堅說：「散之爲物，其體也散。……力頗劣於湯，然比丸爲捷。」〔註87〕

（二）丸　劑

藥物加賦形劑（如：蜜、水、糊、蠟等等）後，搓滾成圓丸狀，而供內服的固體劑型。丸劑在腸胃中吸收緩慢，但藥效持久，作用緩和，經常應用於慢性疾病及藥物具有大毒難入湯、酒者；其服用及攜帶比較方便，是一種常用劑型〔註88〕。凡藥物不耐高熱、難溶於水、容易揮發、毒性較劇烈的，多適合作成丸劑〔註89〕。

丸粒的大小，與病灶的部位有關。病灶部位在上，丸粒小，取其易消化；病灶

〔註84〕同〔註26〕，頁312。
〔註85〕同〔註26〕，頁298。
〔註86〕同〔註84〕。
〔註87〕同〔註80〕。
〔註88〕同〔註79〕。
〔註89〕同〔註84〕。

部位在下，丸粒較大，以免尚未到達病灶就已經作用完了。所以陳嘉謨說：「治下焦疾者，如梧桐子大；治中焦疾者，如綠豆大；治上焦疾者，如米粒大。」〔註 90〕

其次，丸劑隨賦形劑之不同，作用亦有別。比如用清水或略帶粘性的水溶液製成的水丸，質地較鬆，在體內吸收較其他丸劑爲快；用麵粉、米粉糊丸者，質地較硬，可在體內徐徐吸收，不致刺激腸胃；用蜜和丸者，因蜂蜜功能補益，大多用於慢性虛弱疾患；用蠟和丸者，則不易溶化，能使藥物在腸中慢慢作用，防止中毒或過強的刺激。至於以其他藥汁和丸者，則視該藥汁的效用而定〔註 91〕。

丹波元堅說：「丸之爲物，其體也結，勢不外達，而以漸鎔化，故其力最緩，而補則取次收效，瀉則羈下癥癖，然大毒難入湯散者，丸以用之，亟建殊績焉。」〔註 92〕這段話簡潔地總括丸劑的特性來。

經文又云：「有一物兼宜者。」這是說同一處方，按病情、藥性，作湯、作丸，理法不同。比如「太陽病，六、七日表證仍在」，外邪循經化熱入裏，與瘀血互結而發病，血蓄於裏，氣血受阻，所以「脈微而沉」，邪熱與瘀血結於下焦，且上擾心邪，表現「發狂，少腹硬滿」，這是蓄血重症，治以「抵當湯」。而如果是外感病發熱，又見小腹硬滿，但沒有神志失常者，乃是蓄血緩證，用丸劑緩下，治以抵當丸〔註 93〕。

《本經》藥品不宜入湯酒者，多係大毒之品，根據陶弘景的說法，石類有十七種、草木類有四十八種、蟲獸類有二十九種，共九十四種。

曹元宇以爲：「考《經》文，大都不言宜丸宜散等，故此條乃後人所加。」〔註 94〕經文藥品內容並未出現湯藥、丸散等製劑的文字，曹氏因而判斷〈序錄〉這一段文字是後人加上去的。

第四節　用藥與治病

一、處方治病必察病源

《神農本草經・序錄》云：

> 欲治病，先察其源，候其病機〔註 95〕。五藏未虛，六府未竭，血脈未

〔註 90〕同〔註 78〕。

〔註 91〕同〔註 78〕。

〔註 92〕同〔註 80〕。

〔註 93〕見《增訂御纂醫宗金鑑・卷 2・訂正傷寒論註太陽中篇》。

〔註 94〕曹元宇《本草經輯注》，頁 11。

〔註 95〕病機，指疾病的病因、病位及疾病過程中變化的原理。見《中醫常用術語集註》，頁 123。

亂，精神未散，服藥必活。若病已成，可得半愈。病勢已過，命將難全。

本節首先論述治療疾病必須在察清病源的基礎上，掌握疾病的發展過程和規律。要治病一定要先了解病因，疾病發生的部位，以及該病會有那些發展演變，這就是病機。如果說，疾病初起，身心症狀尚不嚴重，服藥一定可以治好；而病勢已經形成，甚至病勢已過，病情加深，藥效也將逐漸減小，甚至喪失。很顯然，這是一種防患於未然的先進醫學思想。〔註 96〕

《素問・陰陽應象大論第五》云：「治病必求於本。」這個「本」就是前引《神農本草經・序錄》及《素問。至眞要大論第七十四》所說的「病機」。

徐靈胎〈病同因別論〉說：

> 如同一身熱也，有風、有寒、有痰、有食、有陰虛火升，有鬱怒、憂思、勞怯、蟲疰此謂之因。……蓋熱同而所以致熱者不同，則藥亦迥異，……則一病而治法多端矣。而病又非止一證，必有兼證焉。如身熱而腹痛，則腹痛又爲一證。而腹痛之因，又復不同，有與身熱相合者，如感寒而身熱，其腹亦因寒而痛；有與身熱各別者，如身熱爲寒，其腹痛又爲傷食，則各別者也。……若不問其本病之何因及兼病之何因，而徒曰某病以某方治之，……終身治病，而終身不悟，歷病愈多而愈惑矣。〔註 97〕

《素問・玉機眞藏論第十九》云：「凡治病，察其形氣色澤，脈之盛衰，病之新故，乃治之，無後其時。」《素問・四氣調神大論第二》云：「是故聖人不治已病，治未病。……夫病已成而後藥之，……譬猶渴而穿井，……不亦晚乎！」都是一種預防醫學的治療思想。

二、毒藥劑量的用法

《神農本草經・序錄》云：

> 若用毒藥療病，先起如黍粟。病去即止，不去倍之，不去十之，取去爲度。

使用毒（包括峻烈的藥物），應先從小劑量開始，病勢已退，便當停服；不癒，則逐步增加至中等劑量，最後再用大劑量，取捨有一定的節度〔註 98〕。這裏所說的「黍粟」〔註 99〕、「倍之」、「十之」等都是一種劑量的比喻辭。當然，決定劑量的大小，除了〈序錄〉所提到的病情、藥物本身的毒性等因素之外，患者的體質

〔註 96〕同〔註 8〕，頁 26。
〔註 97〕見徐靈胎《醫學源流論・卷上・病同因別論》，同〔註 4〕，頁 82～頁 83 引。
〔註 98〕同〔註 8〕，頁 28。
〔註 99〕黍粟，乃一物，即今高粱子。《博物志・異聞》云：「孝元景寧元年，南陽郡內雨穀，小者如黍粟大而青黑。」其大小爲大豆的十六分之一，見陶《序》。

也是其中之一，誠如《素問・五常政大論第七十》云：「能毒者以厚藥，不勝毒者以薄藥。」都在強調用藥以卻病爲度，不可過劑，以防傷正。

三、對證用藥的原則

《神農本草經・序錄》云：

> 治寒以熱藥，治熱以寒藥，飲食不消以吐下藥，鬼注蠱毒以毒藥，癰腫瘡瘤以瘡藥，風溼以風溼藥，各隨其所宜。

本節論述用藥治病，必須依證施藥的一般原則〔註100〕。治寒以熱藥，治熱以寒藥，是利用藥物的寒、熱屬性來矯正人體陰陽寒熱的偏勝。《素問・五常政大論第七十》云：「治熱以寒，……治寒以熱」，《素問・至眞要大論第七十四》云：「治寒以熱，治熱以寒，而方士不能廢繩墨而更其道也」，「寒者熱之，熱者寒之」，這是採用與疾病性質相反的方法和藥物來治療，也是一般常規的治療方法。治寒以熱藥，例如《本經・紫石英》云：「味甘溫，治女子風寒在子宮，久服溫中。」治熱以寒藥，例如《本經・知母》云：「味苦寒，治熱中。」

「飲食不消以吐下藥」，如果飲食物停留在胃部，脹滿疼痛，這時可以利用催吐藥物使之吐出，此即《素問・陰陽應象大論第五》云：「其高者，因而越之」，越即吐也，如《本經・瓜蒂》云：「食諸果不消，病在胸腹中，皆吐下之。」《本經・苦瓠》云：「令人吐」。又或者食物積滯在腸胃，燥屎內結，可以利用瀉下藥來通導大便、消除積滯，此即〈陰陽應象大論第五〉云：「其下者引而竭之」，竭者即攻下也，如《本經・朴消》云：「逐六府積聚，結固留癖。」《本經・大黃》云：「破癥瘕積聚，留飲宿食，蕩滌腸胃，推陳致新。」

「鬼注」，注〔註101〕是古人提出的一類傳染性疾病，有久住及輾轉傳染的意思。《釋名・釋疾病》云：「注，一人死，一人復得，氣相灌注也。」這是描述注病傳染的性質。《諸病源候論・卷24・鬼疰候》云：

> 注之言住也，言其連滯停住也。人有先無他病，忽被鬼排擊，當時或心腹刺痛，或悶絕倒地，如中惡之類。

〔註100〕「證」不同於「症」，「症」是指症狀，如感冒時，出現鼻塞、流鼻涕、咳嗽、頭痛等現象；「證」則是將這些症狀予以歸類，於是許多症歸類成一類的「證」。如以感冒爲例，咳嗽、痰黃、涕黃、咽痛，這是風熱證；而咳嗽、痰白、涕清、口不渴、咽不痛，這是風寒證。中醫在治療前，要先收集這些不同的症狀，然後區分爲陰、陽、表、裏、寒、熱、虛、實各證，再依不同的證候，選取適合的方藥治療，如此辨證精確，論治才有效。見賴文志〈何謂辨證論治〉，《景新中醫季刊》創刊號。

〔註101〕注，《證類本草》作「疰」，注與疰上古音都是侯部韻，同音通假。

這是形容鬼注的症狀。鬼注有勞極、傳尸勞、傳尸、尸注、殗殜、轉注等別名。《濟生方・勞瘵》云：

夫勞瘵一證，爲人之大患。凡患此病者，傳變不一，積年染疰，甚至滅門。

由於勞傷正氣，身體免疫力差，以致感染癆蟲（按：肺結核菌），本病病程緩慢而互相傳染，治療宜滋陰降火、清肺殺蟲〔註102〕。「蠱毒」，多因感染變惑之氣或中蠱毒所致〔註103〕。鬼注蠱毒有一相同的病因，都是由於蟲毒引起，所以用藥性劇烈的所謂「毒藥」來殺蟲。《本經・雄黃》云：「治百蟲毒腫」，《本經・巴豆》云：「除鬼蠱、毒注、邪物，殺蟲魚。」

癰腫瘡瘤種類繁多，治法亦異，多使用通經、散結、利竅、祛風、化痰、攻下等等悍烈之藥物爲多，亦用外用藥，或內外兼治〔註104〕。如《本經・扁青》云：「治折跌，癰腫，金創不瘳，破積聚，解毒氣。」《本經・狼毒》云：「破積聚、飲食、惡瘡、鼠瘻、疽蝕。」

「風溼以風溼藥」，如《本經・朮》云：「治風寒溼痺。」《本經・天雄》云：「治大風，寒溼痺。」

以上是治病的幾條通則，「舉此成法，變而通之，所以爲治病之要。」〔註105〕

四、用藥時間

《神農本草經・序錄》云：

病在胸膈以上者，先食後服藥。病在心腹以下者，先服藥而後食。病在四肢血脈者，宜空腹而在旦。病在骨髓者，宜飽滿而在夜。

本節論述用藥的時間要根據疾病的種類而有所差異，而用藥時間又和用餐的先後有關。病在胸膈以上的，先用餐再服藥。病在心腹以下的，先服藥再用餐。病在四肢、血脈的，早晨天亮起來，還沒用餐前服藥。病在骨髓的，晚上用餐後服藥。

陳岱全說：

吸收能力最強的時刻，是胃及小腸上部空無食物的時期，同等量之內服藥，在飯前服用之效果就要比飯後服用來得有效得多。但對胃腸道有刺激性的藥物，則以飯後服用較佳。〔註106〕

衡諸病位遠近而論，病位在上、較近的，所以飯後服；病位在下、較遠的，所以

〔註102〕見知音出版社《實用中醫辭典》，頁680。
〔註103〕同前註，頁1003。
〔註104〕同〔註93〕，頁14。
〔註105〕吳禔《聖濟經》註，同〔註4〕，頁88引。
〔註106〕同〔註31〕，頁28。

飯前服，這就是丹波元堅所說的：「食後飯飽，留戀於上；食前腹饑，迅達於下。」〔註 107〕

「人身營衛之氣，晝則行于陽分」、「(平旦)陰氣正平而未動，陽氣將盛而未散，飲食未進，虛實易明，經脈未盛，絡脈調勻，氣血未常因動作而擾亂」〔註 108〕，早飯前服藥，療效較大，有助於四肢血脈之氣血循環。「人身營衛之氣，夜則行于陰分」〔註 109〕，晚飯後服藥，則藥力徐徐進入陰分以濡養之。依十二經脈時辰流注，足少陰腎經經氣行於下午五點～七點，「腎主骨」、「腎充則髓實」，當此之時服藥，當有助於骨髓疾病的痊癒。

《經》文各藥條文並沒有提到服藥的時間，但是可以從《武威漢代醫簡》舉出二個例子來證明。

1. 《武威漢代醫簡》木牘第 81 片：「治痺，手足臃腫方，…先餔飯酒飲。」即飯前用酒服藥，酒有助於四肢氣血循環。此與《本經・序錄》云：「病在四肢血脈者，宜空腹而在旦。」先飲藥而後進食的說法，不謀而合。

2. 《武威漢代醫簡》木牘・82 甲：「治久泄腸辟臥血，…黃連四分、黃芩、石脂、龍骨、人參、桂各一分，凡七物，皆并治合，丸以蜜，大如彈丸，先餔。」此亦「病在心腹以下者，先服藥而後食」的道理。

五、藥物治療的主要疾病

《神農本草經・序錄》云：

> 夫大病之主，有中風、傷寒、寒熱〔註 110〕、溫瘧〔註 111〕、中惡〔註 112〕、霍亂、大腹、水腫、腸澼〔註 113〕、下利、大小便不通、賁豚〔註 114〕、上

〔註 107〕同〔註 4〕，頁 92 引。

〔註 108〕明・李念莪《內經知要》，頁 36。

〔註 109〕同前註。

〔註 110〕「寒熱」在六朝以前是獨立的病名，後世醫家則是指瘧病的寒熱往來證候，如《諸病源候論》卷 12「冷熱病諸候」一篇就有「冷熱」、「寒熱」以及「往來寒熱」等病專論。這篇所記的「寒熱」病係根據陰陽盛衰所致的外寒內熱及外熱內寒等病理。見馬繼興《神農本草經輯注》，頁 32。

〔註 111〕溫瘧，在《素問・瘧論第三十五》屬於瘧病的一種，其特徵主要是間斷地出現「先發熱而後惡寒」的症狀，但在此處則有泛稱瘧病之義。見馬繼興《神農本草經輯注》，頁 32。

〔註 112〕中惡，因觸冒不正之氣或卒見怪異而大驚恐，忽然呈現手足逆冷、面色發青、精神恍惚、頭目昏暈，或錯言妄語，甚則口噤、昏厥等症。見《中醫常用術語集註》，頁 121。

〔註 113〕腸澼，形容腸內有積滯，排便時澼澼有聲，爲夏秋二季常見的腸道急性傳染病，臨床以腹痛、粘液膿血樣大便、次數增多而量少、裏急後重爲主證。見《中醫常用術

氣〔註 115〕、欬逆、嘔吐、黃疸、消渴、留飲、癖食〔註 116〕、堅積、癥瘕〔註 117〕、驚邪、癲癇、鬼注、喉痺〔註 118〕、齒痛、耳聾、目盲、金創、踒折〔註 119〕、癰腫、惡瘡、痔瘻〔註 120〕、癭瘤〔註 121〕、男子五勞七傷〔註 122〕、虛乏羸瘦，女子帶下崩中〔註 123〕、血閉〔註 124〕、陰蝕〔註 125〕，蟲蛇蠱毒所傷，此大略宗兆，其間變動枝葉，各宜依端緒以取之。

〈序錄〉最後一段簡單列舉經文當中，藥物主治之重要疾病。有傷風、傷寒、寒熱

語集註》，頁 360。

〔註 114〕賁豚，或作奔豚，一由於腎臟寒氣上沖，一由於肝臟氣火上逆，由小腹部開始產生逆氣，向上方衝擊，如豚類奔走之狀而得名，症見腹部絞痛，胸悶氣急等等。見《中醫常用術語集註》，頁 416。

〔註 115〕上氣，指呼多吸少、氣息急促，是肺經受邪、氣道不利的證候。見《中醫常用術語集註》，頁 384。

〔註 116〕癖食，即消化不良之病。由於飲食失節、食積內阻，寒熱邪氣搏結而成。痞塊生於兩脅，時痛時止。見《實用中醫辭典》，頁 494。

〔註 117〕癥瘕堅積，都是腹內積塊、或脹或痛的一種病症。癥和積是有形的，固定不移，痛有定處，病在臟，屬血分；瘕則是無形的，聚散無常，痛無定處，病在腑，屬氣分。堅積屬中焦病變爲多，癥瘕爲下焦病變及婦科疾患爲多，雖同爲腹內積塊，因病灶各異而有不同的名稱。見《中醫常用術語集註》，頁 416。

〔註 118〕喉痺，痺，閉塞不通之意。凡咽喉腫痛，感到阻塞不利、吞嚥不舒服，甚至吞嚥難下的，均屬喉痺範圍。見《中醫常用術語集註》，頁 495。

〔註 119〕踒折，踒字古有二義，一爲折傷，二爲足部的折傷或損傷，此處的「踒折」應指第一義，即泛指骨折而言。見馬繼興《神農本草經輯注》，頁 34。

〔註 120〕痔瘻，即痔瘡和肛瘻的合稱，乃肛門之病，《說文》所謂的「後病」。初生肛門不破者稱「痔」；破潰而出膿血，黃水浸漬淋漓久不止者稱瘻。見《中醫常用術語集註》，頁 585。

〔註 121〕癭瘤，指一般腫瘤，《本經》常言瘰癧、鼠瘻，大抵爲其中一類。惟瘰癧生於頸而鼠瘻不僅生於頸甚且連及腋下，部位稍有不同。見曹元宇《本草經輯注》，頁 19。

〔註 122〕五勞，起因於勞逸不當，氣、血、筋、骨活動失調而引起的五類勞損。古醫書中有數說。如《素問．宣明五氣篇第二十三》云：「久視傷血，久臥傷氣，久坐傷肉，久立傷骨，久行傷筋，是謂五勞所傷。」《千金要方．卷 19．補腎第 8》云：「一曰志勞，二曰思勞，三曰心勞，四曰憂勞，五曰疲勞，此謂五勞。」七傷，古有數說。如《諸病源候論．卷 3》云：「七傷者，一曰陰寒，二曰陰萎，三曰裏急，四曰精連連，五曰精少，陰下濕，六曰精清，七曰小便苦數，臨事不卒。」同上書：「（七傷）一曰大飽傷脾……，二曰大怒氣逆傷肝……，三曰強力舉重，久坐溼地傷腎……，四曰形寒，寒飲傷肺……，五曰憂愁思慮傷心……，六曰風雨寒暑傷形……，七曰大恐懼不節傷志。」

〔註 123〕崩中，指不在行經期間，陰道內大量出血而來勢急劇。《中醫常用術語集註》，頁 443。

〔註 124〕血閉，即月經不通，女子如果超齡過久而仍無月經，或已來過月經，而無故中斷三個月以上，同時又出現病狀者，即稱之。見《中醫常用術語集註》，頁 441。

〔註 125〕陰蝕，是陰癢的重症，女性外陰部潰瘍。見馬繼興《神農本草經輯注》，頁 37。

病、先熱後寒的溫瘧病、爲邪惡鬼祟所侵犯而導致的中惡病、上吐下瀉的霍亂病、腹部脹大、肌膚間積水的腫脹病、急性腸道炎的便血、腹瀉、大小便不通、賁豚、肺氣上逆、咳嗽氣喘、嘔吐、身黃目黃小便黃的黃疸病、渴飲多尿的消渴病、長期留而不行的水飲病、消化不良的癖食病、腹中有硬塊、受驚中邪、癲癇、鬼注、喉痺、齒痛、耳聾、目盲、刀傷切創、骨折、癰腫、難癒之瘡、痔瘻、腫瘤、男子的虛勞病、婦科帶下、經崩、經閉、陰道生瘡潰爛，蟲傷、蛇傷、蠱毒傷等等。一旦掌握到用藥物治療疾病的重點，對於其他各種病證的變化均可按照相同的規律觸類旁通，舉一反三，根據具體情況予以處方治療。

附　表：

一、《本經》當中「殺蟲魚鳥獸，多食引起副作用或有毒」之藥物表

品　　名	藥　物　名	毒　　性
上　　品	雲　　實	華，多食令人狂走
	麻　　蕡	多食令人見鬼狂走
下　　品	巴　　豆	殺蟲魚
	芫　　華	殺蟲魚
	狼　　毒	殺飛鳥走獸
	萹　　蓄	殺三蟲
	烏　　頭	其汁煎之，名射罔，殺禽獸
	貫　　眾	殺三蟲
	狼　　牙	去白蟲
	莨　菪　子	多食令人狂走
	蚤　　休	下三蟲，去蛇毒

二、《本經》三品中礦物、植物、動物性藥材數目表

自然物 / 品　名	礦　　物	植　　物	動　　物	計
上　　品	18	92	15	125
中　　品	14	73	27	114
下　　品	9	86	23	118
計	41	251	65	357

三、《本經》當中的正品暨其副品（按：副品即附錄於正品之下，而不併入藥物數目計者，通常與正品有類緣關係）

品　名	藥物名稱	藥用部位	副　　品
上　品	景天	全草	華
	乾漆	樹汁	生漆
	薏苡子	種仁	根
	兔絲子	種子	汁
	茺蔚子	子實	莖
	雲實	種子	花
	旋華	花	根
	蔓荊實	子實	小荊實
	桑上寄生	枝葉	實
	龍骨	骨骼	龍齒
	牛黃	牛膽結石	牛角鰓、牛髓、膽
	蜂子	幼蟲	大黃蜂子、土蜂子
	丹雄雞		頭、肪、雞腸、肶胵、裏黃皮、矢白、翮羽、雞子、雞白蠹
	大棗	果實	葉
	麻蕡	果穗	麻子
中　品	鐵落	細屑	鐵、鐵精
	吳茱萸	果實	根
	葛根	塊根	葛穀（種子）
	竹葉	葉	根、汁、實
	桑根白皮	根皮	葉、桑耳、五木耳
	茅根	根莖	苗
	蠡實	種子	華葉
	白馬莖	外生殖器	眼、懸蹄
	牡狗陰莖	外生殖器	膽
	鹿茸	未骨化幼角	角
	海蛤		文蛤
	蓼實	果實	馬蓼（莖）
	蔥實	種子	薤
	大豆黃卷	種子芽	生大豆、赤小豆

下　品	鹵鹹	鹽鹵結晶	戎鹽（石鹽結晶）、大鹽
	粉錫	粉末	錫鏡鼻
	郁核	種子	根、鼠李
	柳華	花	葉、實、子汁
	桐葉	葉	皮、華
	梓白皮	根皮或樹皮	華葉
	青葙	莖葉	子
	石南草	葉	實
	六畜毛蹄甲		鼺鼠
	豬卵	睪丸	豬懸蹄
	石蠶	幼蟲	肉
	桃核	種子	華、梟、毛、蠹

四、《本經》中的七情表

品　名	藥物名	作　　用
上　　品	水　　銀	殺金、銀、銅、錫毒
中　　品	犀　　角	殺鉤吻、鴆羽、蛇毒

五、《本經》三品藥的五味表

五　味 品　名	甘	苦	辛	酸	鹹
上　　品	55	38	23	7	2
中　　品	16	44	27	6	21
下　　品	8	49	47	2	12
計	79	131	97	15	35

六、《本經》三品的四氣表

藥　氣 品　名	平	寒	微寒	小寒	溫	微溫	大熱
上　　品	56	29	7	1	26	6	0
中　　品	44	31	8	0	21	10	0
下　　品	31	39	11	0	31	5	1
計	131	99	26	1	78	21	1

七、《本經》藥物的生長環境表

生長地 / 藥物		山谷	平土	池澤	川谷	東阿	川澤	平澤	谷中	楊柳上	桑枝上	平谷	樹枝間	計
上品	礦物	16	1	1	0	0	0	0	0	0	0	0	0	18
	植物	36	0	8	25	0	9	12	0	0	0	0	0	90
	動物	4	0	4	2	1	0	3	0	0	0	0	0	14
中品	礦物	10	0	0	2	0	0	1	1	0	0	0	0	14
	植物	20	0	3	34	0	10	3	0	0	0	0	0	70
	動物	1	0	8	8	0	3	4	0	1	1	0	0	26
下品	礦物	4	0	1	1	0	1	2	0	0	0	0	0	9
	植物	33	0	4	34	0	8	3	0	0	0	1	0	83
	動物	3	1	6	6	0	0	2	0	0	0	3	1	22
計		127	2	35	112	1	31	30	1	1	1	4	1	346

按：《上品》茵陳蒿、冬葵子、白膠；《中品》貝母、竹葉、枲耳、鹿茸；《下品》大戟、五加、腐婢、豚卵皆缺「生長環境」文。357種藥品惟阿膠有具體產地名。

八、《本經》藥物的生熟良品表

品名	藥物名	生熟
上品	乾地黃	生者尤良
中品	乾薑	生者尤良
	露蜂房	火熬之良
下品	蛇蛻	火熬之良
	蜣蜋	火熬之良
	貝子	燒用之良

九、《本經》藥物製劑表

品名	藥物名	製劑
上品	乾地黃	作湯
	茺蔚莖	可作浴湯
	蒲陶	可作酒
	消石	鍊之如膏
	朮	作煎餌

中品	當歸	煮飲之
	竹根	作湯
	爵床	可作浴湯
	蔥莖	可作浴湯
	生大豆	煮飲汁
	白芷	可作面脂
下品	牛扁	可作浴湯
	溲疏	可作浴湯

十、〈序錄〉與《本經》藥品的記載不完全一致者：

	〈序錄〉	〈本經〉
藥物七情	有提到	未提到
藥氣	寒熱溫涼	平、寒、微寒、小寒、溫、微溫、大熱〔註 126〕
陰乾曝乾	有提到	未提到
藥品的眞僞新陳	有提到	未提到
宜丸、宜散	有提到	大部分藥品未提到宜丸、宜散

〔註 126〕馬繼興以爲，諸說所記藥氣名稱雖有不同，但其實都是在「寒」與「熱」（或作「溫」）二氣的基礎上，將藥氣畫分爲不同程度的等級。這個事實雖可看出《神農本草經》前後兩部分（〈序錄〉與三品）文字非出自一人之手，但二者卻是具有殊途同歸的淵源，其學術思想也是完全統一的。見《神農本草經輯注》，頁 22。

第五章　《神農本草經》藥品之研究

《神農本草經》收載藥物 365 種，其中植物藥 251 種、動物藥 65 種、礦物藥 41 種。到了明代，李時珍的《本草綱目》記載了 1980 多種藥材，現代本草已增列到 8000 多種。

《神農本草經》的藥品經文，簡述各藥的名稱、別名、性味、生長環境、主治功效等，其中又以主治功效爲重心，全長約 12,344 字。具體藥物的文字敘述與〈序錄〉各自分立，形成各論和總論的形式，是中國現存最早的一部“藥品學”。

第一節　藥品的來源

本書第 93 頁「《本經》藥物的生長環境表」，顯示《本經》藥品以野外採集爲大宗，分佈在山谷、川谷、池澤、川澤、平澤、平谷、平土、東阿、谷中、楊柳上、桑枝上、樹枝間等。以下參考謝文全先生《神農本草經·藥品來源之考察》、陳存仁《中國藥學大辭典》、許鴻源《簡明藥材學》，整理出《本經》藥品的來源。

三品	藥物名		藥物來源
上品	1.	玉泉	玉之精華白者
	2.	丹沙	辰砂礦石，研末水飛〔註 1〕後用。
	3.	水銀	由辰砂礦提煉的液態金屬。
	4.	空青	球顆狀藍銅礦的礦石，腹中空洞。

〔註 1〕水飛，將藥物先碾成藥末，再放在乳缽內加水同研極細，又加入多量的水研磨，將含有藥粉的水傾出，分出藥粉，使之乾燥，至成極細粉爲度。如滑石、礞石、丹砂、爐甘石等，多經過水飛。見《中醫常用術語集註》，頁 323。

5.	曾青	層狀藍銅礦的礦石。
6.	白青	圓鐵珠狀藍銅礦的礦石，色白而腹不空。
7.	扁青	板狀藍銅礦的礦石。
8.	石膽	銅礦中自然生成的藍色玻璃狀結晶顆粒。
9.	雲母	斜方柱狀礦石，有白、淡、黃等等顏色，剉末後用。
10.	朴消	初次煎煉，結於盆下的粗硝。
11.	消石	硝石經加工煉製而得的結晶，即硝酸鉀。
12.	樊石	天然明礬石精製而成的結晶。
13.	滑石	爲矽酸鹽類的礦物。
14.	紫石英	含氟化鈣的天然螢礦，煅淬〔註 2〕水飛後用。
15.	白石英	含二氧化矽的石英礦，純精品無色。
16.	五色石脂	含矽酸鹽類礦物、多水高嶺土、硬質粘土、石鹼石等的混合物，有青、赤、黃、白、黑五色，性粘質滑。
17.	太一禹餘糧	褐鐵礦石經氧化分解後，再經水解匯集沈積而成。太一禹餘糧和禹餘糧乃一物而以精粗爲名。
18.	禹餘糧	
19.	青芝	多孔菌科青芝全草。
20.	赤芝	多孔菌科赤芝乾燥子實體。
21.	黃芝	多孔菌科黃芝乾燥子實體。
22.	白芝	多孔菌科白芝乾燥子實體。
23.	黑芝	多孔菌科黑芝全草。
24.	紫芝	多孔菌科紫芝乾燥子實體。
25.	赤箭	今稱天麻，蘭科天麻的幼莖。
26.	伏苓	寄生在松屬植物根部所生的地中多孔菌類。
27.	松脂	即松香，松幹經切開一口所流出的粘汁，經久成固體物。
28.	柏實	柏科植物果實，今用爲乾燥種仁，稱柏子仁。
29.	箘桂	29. 30.都是樟科植物的樹皮，今稱肉桂。箘桂疑爲筒桂之形誤，古方用箘桂，以樹皮呈二或三重卷縮者良。樹皮呈半卷或板狀者稱牡桂。
30.	牡桂	
31.	天門冬	百合科天門冬及其同屬植物的塊根。
32.	麥門冬	百合科麥門冬及其同屬植物的塊根。

〔註 2〕煅淬，把藥物用火燒紅後，立刻投入水內或醋內，反復多次，此法又稱「淬」。礦物類藥物多用此法。見《中醫術語集註》，頁 326。

33.	朮	菊科朮的根莖。
34.	女萎	百合科玉竹、萎蕤等的根莖。
35.	乾地黃	玄參科地黃及其同屬植物的根莖。
36.	昌蒲	天南星科石菖蒲及其同屬植物的根莖。
37.	遠志	遠志科屬植物的根。
38.	澤舄	澤舄科屬植物的塊莖。
39.	署豫	薯蕷科植物除去外皮的乾燥擔根體，宋代以後改稱山藥。
40.	菊華	菊的頭狀花序。
41.	甘草	豆科甘草的根及根狀莖。
42.	人參	五加科人參的根。
43.	石斛	蘭科石斛的莖。
44.	石龍芮	毛茛科石龍芮的全草。
45.	石龍蒭	燈心草科石龍蒭的全草。
46.	落石	夾竹桃科絡石的莖、葉、藤，通稱絡石藤。
47.	王不留行	石竹科王不留行及其同屬植物的莖、種子或全草。
48.	藍實	蓼科蓼藍及其部分同屬植物的莖葉汁及果實。
49.	景天	景天科景天屬植物的全草。
50.	龍膽	龍膽科龍膽屬植物的乾燥根莖和根。
51.	牛膝	莧科牛膝及其同屬植物的乾燥根。
52.	杜仲	杜仲科植物的樹皮。
53.	乾漆	漆汁經加工後的乾燥品。
54.	卷柏	卷柏科卷柏植物的乾燥全草。
55.	細辛	馬兜鈴科細辛及其同屬植物的乾燥根莖。
56.	獨活	繖形科獨活的根及根莖。
57.	升麻	毛茛科升麻的根莖。
58.	柴胡	繖形科柴胡及其同屬植物的根。
59.	房葵	今稱前胡，繖形科房葵及其同屬植物的根。
60.	蓍實	菊科蓍實及其同屬植物的果實。
61.	酸棗	鼠李科酸棗及其同屬植物的成熟果實。今藥用採其種子，稱酸棗仁。
62.	槐實	豆科槐的子實。
63.	枸杞	茄科枸杞及其同屬植物的成熟果實。

64.	橘柚	芸香科橘及柚類的果實。
65.	奄閭子	菊科奄閭的果實。
66.	薏苡子	禾本科薏苡的種仁。
67.	車前子	車前科車前及其同屬植物的種子。
68.	蛇牀子	繖形科蛇牀的果實。
69.	茵陳蒿	菊科茵陳蒿的幼嫩莖葉或乾燥全草。
70.	漏蘆	菊科漏蘆的乾燥根。
71.	兔絲子	旋花科兔絲的種子。
72.	白莫	茄科白英的全草。原稱白英，因避諱以“莫”代“英”字，今稱白毛藤。
73.	白蒿	菊科白蒿的苗葉及根。
74.	肉縱容	列當科肉蓯蓉的肉質莖。
75.	地膚子	藜科地膚及其同屬植物的果實。
76.	析蓂子	十字花科菥蓂的種子。
77.	茺蔚子	唇形科益母草的子實，茺蔚即益母草。
78.	木香	菊科木香的根和根莖。
79.	蒺蔾子	蒺藜的成熟種子，今又稱沙苑子。
80.	天名精	菊科天名精的根及莖葉。
81.	蒲黃	香蒲的乾燥成熟花粉。
82.	香蒲	香蒲的全草。
83.	蘭草	蘭草及其同屬植物的全草及根。
84.	雲實	雲實的種子。
85.	徐長卿	蘿藦科徐長卿的全草。
86.	茜草	茜草的根及根莖。
87.	營實	薔薇的子實。
88.	旋花	旋花及其同屬植物的花。
89.	白兔藿	蘿藦科白兔藿的根莖。
90.	青蘘	胡麻的葉。
91.	蔓荊實	馬鞭草科蔓荊及其同屬植物的果實。
92.	秦椒	芸香科秦椒的果實，與下品蜀椒今皆混用。
93.	女貞實	木犀科女貞的果實。
94.	桑上寄生	桑上寄生木的枝葉。

95.	蕤核	薔薇科扁核木的乾燥成熟的果核。
96.	辛夷	木蘭科辛夷及其同屬部分植物的花蕾。
97.	木蘭	木蘭的樹皮。
98.	楡皮	楡的乾燥樹皮。藥用時刮去表面粗皮，得其白皮，通稱楡白皮。
99.	龍骨	古代哺乳類脊椎動物的骨骼化石。
100.	牛黃	牛的膽囊或膽管中的結石。今人工牛黃多以牛膽汁或豬膽汁煉製。
101.	麝香	雄性麝香腺的乾燥分泌物，內有顆粒狀物，商品稱當門子。
102.	髮髲	人的頭髮。
103.	熊脂	熊身上脂肪。
104.	石蜜	蜜蜂所釀的蜜糖。
105.	蜜蠟	蜜蜂所釀的蜜蠟。
106.	蜂子	蜜蜂的幼蟲。
107.	白膠	鹿角膠。
108.	阿膠	驢（牛）皮膠。
109.	丹雄雞	毛羽帶紅色之雄雞。
110.	鴈肪	鴨科鴨或鴈的脂肪。
111.	牡蠣	牡蠣及其同屬動物的乾燥貝殼。
112.	鯉魚膽	鯉魚的膽。
113.	蠡魚	鱧魚肉或其全體。
114.	蒲陶	葡萄的果實。
115.	蓬蘽	薔薇科蓬蘽等的果實，今多稱覆盆子。
116.	大棗	鼠李科大棗及其同屬植物的成熟果實。
117.	藕實莖	蓮的肥大根莖。
118.	雞頭實	睡蓮科芡的成熟種仁，今通稱芡實。
119.	白瓜子	葫蘆科冬瓜的種子。
120.	瓜蒂	葫蘆科甜瓜陰乾之蒂。
121.	冬葵子	錦葵科冬葵乾燥成熟的種子。
122.	莧實	莧的種子。
123.	苦菜	菊科苦菜及其同屬植物的全草。
124.	胡麻	胡麻的種子，即芝麻。
125.	麻蕡	大麻的幼嫩果穗。麻子爲其種仁，今稱大麻仁、火麻仁或麻子仁。

中品	1.	雄黃	爲深紅色或橘紅色的硫化物類礦石。
	2.	雌黃	爲黃色的硫化物類礦石。
	3.	石鍾乳	石鍾乳、殷孽、孔公孽都是碳酸鹽類礦物鍾乳石的礦石。鍾乳石由於形狀不同，在本草中，有不同的名稱。當碳酸鈣液從洞頂下滴，逐漸凝結下垂成爲檐狀物，附於石上的粗大根盤稱殷孽；其下較細而成中空狀者，稱孔公孽；再漸次下垂，凝結爲冰柱狀者爲石鍾乳。
	4.	殷孽	
	5.	孔公孽	
	6.	石流黃	硫黃礦的煉製品。
	7.	凝水石	鹵地積鹽下白色或透明的堅硬結晶，即寒水石。
	8.	石膏	硫酸鹽類礦物的石膏礦。
	9.	陽起石	矽酸鹽類礦物陽起石的礦石。
	10.	慈石	磁鐵礦的礦石。
	11.	理石	纖維石膏的礦石，是石膏之順理而微硬有肌者。
	12.	長石	硬石膏呈層片狀的礦石。
	13.	膚青	推測可能如空青、扁青之類的含銅礦物。
	14.	鐵落	生鐵煅至紅赤、外層氧化時，被錘落的鐵屑。
	15.	當歸	繖形科當歸的乾燥根。
	16.	防風	繖形科防風的乾燥根。
	17.	秦艽	龍膽科秦艽等的根。
	18.	黃耆	豆科黃耆的乾燥根。
	19.	吳茱萸	芸香科吳茱萸及其同屬植物的未成熟果實。
	20.	黃芩	唇形科黃芩的根。
	21.	黃蓮	毛茛科黃連的乾燥根莖。
	22.	五味	木蘭科五味子的果實。
	23.	決明	豆科決明的成熟種子。
	24.	勺藥	毛茛科勺藥的根。
	25.	桔梗	桔梗的根。
	26.	乾薑	薑的乾燥根莖。
	27.	芎藭	繖形科芎藭的根莖。因四川產爲良品，一般通稱爲川芎。
	28.	蘼蕪	芎藭的苗葉。
	29.	藁本	繖形科藁本的根莖及根。
	30.	麻黃	麻黃的草質莖。
	31.	葛根	豆科葛的塊根。
	32.	知母	百合科知母的根莖。

33.	貝母	百合科貝母的鱗莖。
34.	栝樓	葫蘆科栝樓及其同屬植物的果實稱栝樓，根稱天花粉。
35.	丹參	唇形科丹參及其同屬植物的根。
36.	龍眼	無患子科龍眼的果肉。
37.	厚朴	木蘭科厚朴的樹皮或根皮。
38.	豬苓	多孔菌科豬苓的乾燥菌核。
39.	竹葉	禾本科淡竹的葉。
40.	枳實	芸香科枳木的乾燥幼果。
41.	玄參	玄參及其同屬植物的根。
42.	沙參	桔梗科沙參及其同屬植物的根。
43.	苦參	豆科苦參的根。
44.	續斷	續斷的根。
45.	山茱萸	山茱萸的果肉。
46.	桑根白皮	桑嫩根除去粗皮的白色內皮。
47.	松蘿	松蘿的絲狀體，《本草綱目》稱松上寄生。
48.	白棘	鼠李科白棘等同屬植物的棘刺。
49.	狗脊	烏毛蕨科狗脊的根莖。
50.	萆解	薯蕷科萆解及其同屬植物的塊莖。
51.	通草	木通等的木質莖。
52.	石韋	水龍骨科石韋及其同屬植物的葉。
53.	瞿麥	石竹科瞿麥及其同屬植物的帶花全草。
54.	敗醬	敗醬或其近緣植物的帶根全草。
55.	秦皮	木犀科大葉白蠟樹及其同屬植物的樹皮。
56.	白芷	白芷的根。
57.	杜若	鴨跖草科杜若的根莖或全草。
58.	蘗木	芸香料黃蘗及其同屬植物的樹皮，今簡寫成黃柏。
59.	枝子	茜草科梔及其同屬植物的果實。
60.	合歡	豆科合歡及其同屬植物的樹皮。
61.	衛矛	衛矛及其同屬植物具翅狀物的枝條，又稱鬼箭羽或鬼箭。
62.	紫葳	紫葳的花，今通稱凌霄花。
63.	無夷	榆科無夷的果實加工品。
64.	紫草	紫草及其同屬植物的根。
65.	紫菀	菊科紫菀及其同屬植物的根及根莖。

66.	白鮮	芸香科白鮮的根皮。
67.	白薇	蘿藦科白薇及其同屬植的根。
68.	薇銜	菊科薇銜的葉。
69.	枲耳	菊科蒼耳的果實，今藥用稱蒼耳或羊帶來。
70.	茅根	禾本科白茅的根莖。
71.	百合	百合及其同屬植物的地下鱗莖。
72.	酸漿	茄科酸漿的全草。
73.	蠡實	鳶尾科馬藺的種子，即馬藺子。
74.	王孫	百合科王孫的根莖。
75.	爵牀	爵牀的全草。
76.	王瓜	葫蘆科王瓜的果實。
77.	馬先蒿	玄參科馬先蒿的莖葉或根。
78.	蜀羊泉	石竹科漆姑草及其同屬植物的全草。
79.	積雪草	繖形科積雪草的全草，台灣中藥店常稱含殼草。
80.	水萍	浮萍及其同屬植物的全草。
81.	海藻	馬尾藻科海藻及其同屬植物的全草。
82.	假蘇	唇形科荊芥的全草，今藥用稱荊芥。
83.	犀角	犀科動物的角。
84.	零羊角	牛科羚羊等動物的角。
85.	羖羊角	牛科羊等雄性動物的角。
86.	白馬莖	雄馬的外生殖器。
87.	牡狗陰莖	雄狗的外生殖器。
88.	鹿茸	雄鹿尚未骨化的幼角。
89.	伏翼	蝙蝠的全體。
90.	蝟皮	刺蝟的皮。
91.	石龍子	石龍子的全體。
92.	露蜂房	大黃蜂或其近緣昆蟲所築的巢。
93.	樗雞	蟬科動物樗雞蒸後曬乾的全蟲。今藥用皆以紅娘子見稱。
94.	蟬	蟬的全蟲。
95.	白殭蠶	家蠶幼蟲感染白殭菌而發病致死的乾燥殭化全蟲。
96.	木虻	虻科木虻或同屬虻的雄性幼蟲全體。
97.	蜚虻	虻科複帶虻或同屬虻的雌性成蟲全體。
98.	蜚廉	蜚廉的全蟲，即今蟑螂。

	99.	桑螵蛸	產於桑枝的螳螂卵塊。
	100.	䗪蟲	䗪蟲的全蟲，又名土鼈、地鼈。
	101.	蠐螬	黑金龜子及其近緣昆蟲的乾燥幼蟲。
	102.	蛞蝓	蛞蝓的全體。
	103.	水蛭	水蛭等動物的乾燥蟲體。
	104.	海蛤	蠊蛤科幾種海蛤的貝殼。
	105.	龜甲	龜科的乾燥腹甲，又名龜板。
	106.	鼈甲	鼈科的乾燥背甲及腹甲。
	107.	鱓魚甲	鱷科動物的鱗甲，即鱷魚甲。
	108.	烏賊魚骨	烏賊的肉殼，藥用又稱海螵蛸。
	109.	蟹	蟹的全體。
	110.	梅實	薔薇科梅的未成熟果實。
	111.	蓼實	蓼及其同屬植物的果實。
	112.	葱實	百合科葱及其同屬植物的種子。
	113.	水蘇	唇形科水蘇的全草，即雞蘇。
	114.	大豆黃卷	黑大豆種子發芽後曬乾而成。
下品	1.	青琅玕	珊瑚蟲分泌的綠色石灰質骨骼。
	2.	礜石	硫化物類的礦物毒砂。
	3.	代赭	含三氧化二鐵的天然赤鐵礦。
	4.	鹵鹹	鹽鹵凝結而成的結晶。
	5.	白堊	沈積岩類碳酸鹽岩石堊的塊狀物。
	6.	鉛丹	鉛製煉而成的鉛化物。
	7.	粉錫	鉛在醋酸中腐蝕所成的白色粉末。
	8.	石灰	石灰石經加熱鍛燒而成的灰質。
	9.	冬灰	草木灰。
	10.	大黃	蓼科大黃的根莖。
	11.	蜀椒	芸香科花椒等的果實。《本經》蜀椒、秦椒分別爲用，今通稱花椒。
	12.	莽草	木蘭科莽草的全草。
	13.	郁核	薔薇科郁李等的種子，今藥用稱郁李仁。
	14.	巴豆	大戟科巴豆的種子。
	15.	甘遂	大戟科甘遂的根。

16.	亭歷	十字花科亭藶的乾燥成熟種子，一般藥鋪簡寫爲丁力子。
17.	大戟	大戟的根。
18.	澤漆	大戟科澤漆的全草。
19.	芫華	瑞香科芫花的花蕾。
20.	蕘華	瑞香科蕘花的花蕾。
21.	旋復華	菊科旋復花及其同屬植物的頭狀花序。
22.	鉤吻	馬錢科鉤吻的全草。
23.	狼毒	瑞香科狼毒的根。
24.	鬼臼	小蘗科鬼臼等植物的根及根莖。
25.	萹蓄	蓼科萹蓄的全草。
26.	商陸	商陸及其同屬植物的根。
27.	女青	蘿藦的苗或根。
28.	天雄	天雄、烏頭、附子同源，皆毛莨科。烏頭爲母根，附子爲烏頭根旁附生的塊根，天雄爲附子旁生出的細長根莖。烏頭以四川產者爲佳，藥用多稱川烏。
29.	烏頭	
30.	附子	
31.	羊躑躅	杜鵑科羊躑躅的花和根皮。
32.	茵芋	芸香科茵芋的葉。
33.	射干	鳶尾科射干的根莖。
34.	鳶尾	鳶尾的根莖。
35.	皂莢	豆科皂莢及其同屬植物的果實。
36.	練實	楝科川楝及其同屬植物的果實，今藥用稱川楝子。
37.	柳華	柳及其同屬植物的花。
38.	桐葉	玄參科泡桐及其同屬植物的葉。
39.	梓白皮	紫葳科梓及其同屬植物的根皮或樹皮。
40.	恆山	虎耳草科黃常山的根。
41.	蜀漆	虎耳草科黃常山的苗。
42.	青葙	莧科青葙的莖葉。實稱青葙子。
43.	半夏	天南星科半夏的塊莖。
44.	款冬	蘭科款冬的花蕾。
45.	牡丹	毛莨科牡丹及其同屬植物的根皮。
46.	防己	防己的根。
47.	巴戟天	茜草科巴戟天的根。
48.	石南草	薔薇科石楠的乾燥葉。

49.	女菀	菊科紫菀屬，藥用其根。女菀即白菀，爲紫菀之色白者。
50.	地榆	薔薇科地榆及其同屬植物的根及根莖。
51.	五加	五加及其同屬植物的根皮，藥用稱五加皮。
52.	澤蘭	唇形科地笋的全草。
53.	黃環	豆科紫藤的根。
54.	紫參	蓼科紫參的根莖。
55.	雚菌	裯菌科雚菌菌體。
56.	連翹	木犀科連翹等植物的果實。
57.	白頭公	毛茛科白頭翁及其同屬植物的根。
58.	貫眾	叉蕨科等多科屬植物的根莖。
59.	狼牙	薔薇科狼牙的根與莖葉。
60.	藜蘆	百合科黑藜蘆及其同屬植物的根及根莖。
61.	閭茹	大戟科藺茹的根。
62.	羊桃	獼猴桃科獼猴桃及其同屬植物的果實。
63.	羊蹄	蓼科羊蹄及同屬植物的根。
64.	鹿藿	豆科鹿藿及其同屬植物的莖、葉、苗。
65.	牛扁	毛茛科牛扁等植物的根、莖、葉。
66.	陸英	忍冬科蒴藋及其同屬植物的花。
67.	白斂	葡萄科白蘞的根。
68.	白及	蘭科白及的塊根。
69.	蛇全	薔薇科蛇含的全草，又稱蛇銜草。
70.	草蒿	菊科青蒿、草蒿等植物的全草。
71.	雷丸	香蕈科雷丸的菌核。多寄生於病竹根部，表面棕黑色的堅硬塊狀。
72.	溲疏	虎耳草科溲疏及其同屬植物的果實或皮。
73.	藥實根	來源說法不一，或曰薯蕷科黃獨的塊根，或曰貝母之根，或毛茛科大蓼之根。
74.	飛廉	菊科飛廉及其同屬植物的全草或根。
75.	淫羊藿	小蘗科淫羊藿及其同屬植物的葉。
76.	虎掌	天南星及其同屬植物的塊莖，今藥用稱天南星。
77.	莨菪子	茄科莨菪及其同屬植物的種子，今藥用稱天仙子。
78.	欒華	無患子科欒樹及其同屬植物的花。

79.	蔓椒	芸香科蔓椒的果實。
80.	藎草	禾本科藎草的全草。
81.	夏枯草	唇形科夏枯草及其同屬植物的花穗。
82.	烏韭	林蕨科烏韭的莖根。
83.	蚤休	百合科蚤休及其同屬植物的根莖。
84.	石長生	鐵線蕨科石長生的莖葉。
85.	姑活	雜草類之一種，可供藥用。
86.	別羈	雜草類之一種，其莖葉可供藥用。
87.	石下長卿	蘿藦科徐長卿生於石間的根、根莖或帶根全草。與徐長卿爲一物。
88.	翹根	木犀科連翹的根。
89.	屈草	雜草類之一種，可供藥用。
90.	淮木	雜木類之一種，可供藥用。
91.	六畜毛蹄甲	牛、羊、豬、馬、雞、駱駝等動物的毛、蹄甲。
92.	麋脂	鹿科麋鹿的脂肪。
93.	豚卵	豬的睪丸。
94.	燕矢	燕的糞便。
95.	天鼠矢	蝙蝠的糞便。又稱伏翼矢，俗稱夜明砂。
96.	蝦蟆	脊椎動物蛙科之蝦蟆。
97.	石蠶	石蠶科石蛾或其近緣昆蟲的幼蟲。
98.	蛇蛻	蛇脫下的乾燥皮膜。
99.	吳公	蜈蚣及其同屬近緣動物的乾燥全蟲。
100.	馬陸	馬陸的全蟲。
101.	蠮螉	蜾蠃的全蟲。
102.	雀甕	雀甕蛾的蟲繭。
103.	彼子	一名黑子，或爲蛂子，乃蟾蜍也。亦有言榧子，惟古列動物性藥，非植物性藥，今無識亦無用。
104.	鼠婦	鼠婦蟲等的乾燥全蟲。
105.	螢火	螢火蟲的全蟲。
106.	衣魚	衣魚的全蟲。
107.	白頸蚯蚓	白頸蚯蚓的全體，又名地龍。
108.	螻蛄	蟋蟀科螻蛄及其同屬昆蟲的乾燥全蟲。

109.	蜣螂	金龜子科蜣螂的乾燥全蟲。
110.	蠜蝥	芫青科斑蝥的乾燥全蟲，俗寫作斑苗、斑貓。
111.	地膽	芫青科地膽等昆蟲的乾燥全蟲。
112.	馬刀	竹蟶科長竹蟶等蚌類的貝殼。
113.	貝子	寶貝科貨貝及其他貝類的貝殼。
114.	杏核	薔薇科杏等植物的乾燥種子。
115.	桃核	薔薇科桃的乾燥種子。
116.	苦瓠	葫蘆科苦葫蘆等的果實。
117.	水靳	繖形科水靳的全草，又寫作「水芹」。
118.	腐婢	赤小豆等植物的花。

第二節 藥名的根據

探索傳統藥材得名的由來，是相當有意思的歷程。誠如中國字的形符、音符與字義有某種關聯性一樣，幾乎每一種中國藥材的名稱也是其來有自。比如「赤箭」，「莖赤如箭簳」，因其形、色而得名；蠮螉「象其聲也」；「甘草」，「氣味甘平」，因藥味而得名。將《本經》三百多種藥品分析之後，筆者發現，藥物的名稱與其形、質、色、能、氣、味、聲、生長時、生長地、入藥部位、人名或加工炮炙有關。

以形得名者：係根據形態相似而得名，如赤箭。以質得名者：係根據藥物的本體而得名，如石膏。以色得名者：根據藥物的顏色而得名，如丹沙。以能得名者：根據藥物的主治效能或用途而得名，如王不留行。以氣得名者：某些藥物具有特殊的藥氣，所以根據這方面的特點命名，如麝香。以味得名者：根據藥味而得名，如甘草。

以聲得名者：根據藥材聲似或藥名音誤而命名，如蠮螉。以生長時命名：根據藥物生長的時期特點，如款冬（到冬天才開花）。以生長地命名：如阿膠（產於山東省阿縣）。以入藥部位而命名：以入藥部位命名的藥物相當普遍，因爲大多數藥物都是僅取植物或動物的一部分，如鯉魚膽。以人得名者：紀念某人而命名，如杜仲。以加工炮炙特點而命名，如乾漆（漆汁經加工後的乾燥品）。更多的藥物是因爲二種或二種以上的特點而得名。

藥名的分析，目的在由名知義，得其要領，有助於了解藥物、記憶藥物。

筆者將《神農本草經》300 多種藥品，分析前人注疏中藥物得名之來由者，綜合成十三個項目，列表如下。表中的「說明」，所列人名或書名係簡稱，其簡稱與全稱對照表先置於「藥品得名分析表」前。

簡稱	全稱
陶注	陶弘景《本草經集注》
李時珍	李時珍《本草綱目》
唐本注	唐・蘇敬等《新修本草》之注
開寶	宋・劉翰、馬志等《開寶重定本草》
寇宗奭	寇宗奭《本草衍義》
陳藏器	唐・陳藏器《本草拾遺》
藥性論	唐・甄權《藥性論》
圖經	宋・蘇頌說明《嘉祐補注本草・圖經》之文
陸機《詩疏》	陸機《毛詩草木鳥獸蟲魚疏》
抱朴子	晉・葛洪《抱朴子》
別錄	魏晉《名醫別錄》
蜀本草	後蜀・韓保昇《重廣英公本草》
陳承	宋・陳承《重廣補注神農本草并圖經》
陳存仁	陳存仁《中國藥學大辭典》
說文	許慎《說文解字》
嘉祐本草	宋・掌禹錫、蘇頌等《嘉祐補注本草》
張華	晉・張華《博物志》

表：藥品得名分析

三品	藥品名		說明	形	質	色	能	氣	味	聲	時	地	部位	人名	加工	生長特性
上品	1.	玉泉	陶注：玉之精華白者，質色明澈可消之爲水。	v	v	v										
	2.	丹沙	李時珍：後人以丹爲朱色之名。		v	v										
	3.	水銀	陳存仁：本品質狀如水，色白如銀。	v		v										
	4.	空青	陳存仁：形色如楊梅，腹中空洞。	v		v										
	5.	曾青	李時珍：其青層層而生。	v		v										
	6.	白青	陳存仁：色白而腹不空，研之色碧。			v										
	7.	扁青	陳存仁：本品形扁色青。	v		v										
	8.	石膽	李時珍：「膽以色味命名。」自按：本品爲礦石類。		v	v			v							
	9.	雲母	李時珍：荊南志云：「華容方臺山出雲母，土人候雲所出之處，于下掘取，無不大獲。」據此，此石乃雲之根。									v				
	10.	朴消	開寶注：「消是本體之名，朴是未化之義。」乃硝石初次煎煉，結於盆下的粗硝。		v										v	
	11.	消石	開寶注：以其力能消化諸石。		v		v									

三品		藥品名	說明	形	質	色	能	氣	味	聲	時	地	部位	人名	加工	生長特性
	12.	礬石	李時珍：礬者燔也，燔石而成也。		v										v	
	13.	滑石	李時珍：性滑利竅，其質又滑膩。		v		v									
	14.	紫石英	寇宗奭：色紫。李時珍：石之似玉而有光瑩。	v	v	v										
	15.	白石英	寇宗奭：白色若水精。	v	v	v										
	16.	五色石脂	乃青、赤、黃、白、黑五色。李時珍：膏之凝者曰脂，此物性粘，固濟爐鼎甚良，蓋兼體用而言。		v	v	v									
	17.	太一禹餘糧	陳藏器曰：太一者，‥‥即理化神君禹之師。師嘗服之，故有太一之名。											v		
	18.	禹餘糧	張華：世傳昔禹治水，棄其所餘食於江中，而爲藥也。											v		
	19.	青芝	自按：六色芝，俱爲芝草，而以色立名。		v	v										
	20.	赤芝			v	v										
	21.	黃芝			v	v										
	22.	白芝			v	v										
	23.	黑芝			v	v										
	24.	紫芝			v	v										
	25.	赤箭	陶注：莖赤如箭簳。	v		v										
	26.	伏苓	李時珍：史記龜策列傳作茯靈，蓋松之神靈之氣，伏結而成。													v
	27.	松脂	自按：松皮內的分泌物，粘液如脂。	v	v											
	28.	柏實	自按：柏之果實。		v								v			
	29.	箘桂	唐本注：箘者竹名，此桂嫩而易卷如筒，即古所用筒桂也。筒似箘字，後人誤書爲箘，習而成俗。	v	v											
	30.	牡桂			v											
	31.	天門冬	李時珍：草之茂者爲虋，俗作門，此草蔓茂而功同麥門冬，故曰天門冬。				v				v					v
	32.	麥門冬	李時珍：此草根似麥而有鬚，其葉如韭，凌冬不凋。	v							v					
	33.	朮	李時珍：朮字篆文，象其根幹枝葉之形。	v												
	34.	女萎	自按：女萎，蔓草類，莖細長，以葉柄卷絡於他物。象女性柔弱依附之狀。	v												
	35.	乾地黃	李時珍：根‥‥皮赤黃色，生地黃之乾者。自按：生地黃用其地下根莖。			v						v			v	
	36.	昌蒲	李時珍：菖蒲乃蒲類之昌盛者。		v											v
	37.	遠志	李時珍：服之能益智強志。				v									
	38.	澤舄	李時珍：去水曰瀉，如澤水之瀉。自按：言其利水之功。				v									
	39.	署豫	陳存仁：葉爲心臟形而略長。自按：其形如薯而似芋，故名之。	v												
	40.	菊華	李時珍：陸佃《埤雅》云「菊本作鞠，鞠，窮也。」《禮記月令》：「九月菊有黃華，華事至此而窮畢。」								v		v			
	41.	甘草	藥性論：氣味甘平，故以名之。		v				v							

三品		藥品名	說　明	形	質	色	能	氣	味	聲	時	地	部位	人名	加工	生長特性
	42.	人參	李時珍：人薓，年深浸漸長成者，根如人形，後世因字文繁，遂以參字代之。	v												
	43.	石斛														
	44.	石龍芮	陶注：生于石上，其葉芮芮短小。									v				v
	45.	石龍蒭	李時珍：割草包束曰芻，此草生水石之處，可以割束養馬，故謂之龍芻。				v					v				
	46.	落石	唐本注：以其包絡石木而生。													v
	47.	王不留行	李時珍：性走而不住，雖有王命不能留其行也，故名。				v									
	48.	藍實	蓼藍果實。		v								v			
	49.	景天														
	50.	龍膽	開寶：葉如龍葵，味苦如膽。	v					v							
	51.	牛膝	陶注：其莖有似牛膝。	v												
	52.	杜仲	李時珍：昔有杜仲，服其得道，因名之。											v		
	53.	乾漆	自按：生漆經加工後的乾燥品。		v										v	
	54.	卷柏	陶注：細葉似柏卷屈。	v												
	55.	細辛	圖經：其根細而其味極辛。	v					v							
	56.	獨活	陶注：其一莖直上，不爲風搖。	v												v
	57.	升麻	李時珍：其葉似麻，其性上升。	v			v									
	58.	柴胡	李時珍；嫩則可茹，老則采而爲柴。				v									
	59.	房葵	唐本注：其根葉似葵花，子根香味似防風，故名。	v				v								
	60.	蓍實	自按：該品用蓍的果實。		v								v			
	61.	酸棗	陳存仁：本品形似棗而味酸。	v					v							
	62.	槐實	自按：本品用槐的子實。		v								v			
	63.	枸杞	李時珍：棘如枸之刺，莖如杞之條。	v												
	64.	橘柚			v											
	65.	奄閭子	李時珍：菴，草屋也；閭，里門也。此草老莖可以蓋覆菴閭，故以名之。自按：《本經》用其子。				v						v			
	66.	薏苡子	自按：本品用其種仁。										v			
	67.	車前子	陸機詩疏：喜在牛跡中生，故曰車前。自按：本品用其種子。									v	v			
	68.	蛇床子	李時珍：蛇虺喜臥于下，食其子。										v			v
	69.	茵陳蒿	陳藏器：此雖蒿類，經冬不死，更因舊苗而生，故名因陳。		v											v
	70.	漏蘆	李時珍：屋之西北黑處謂之漏，凡物黑者謂之盧。此草秋後即黑，故稱漏盧。			v										v
	71.	兔絲子	抱朴子：兔絲初生之根，其形似兔。	v									v			
	72.	白莫	原稱白英，因避諱代以莫字。李時珍：白英謂其花色。			v										
	73.	白蒿	唐本注：葉頗似細艾，上有白毛錯澀，從初生至秋，白于眾蒿，故名。		v	v										
	74.	肉縱容	本品用其肉質莖。李時珍：此物補而不峻，故有從容之號。從容，和緩貌。				v						v			

三品	藥品名		說　明	形	質	色	能	氣	味	聲	時	地	部位	人名	加工	生長特性
	75.	地膚子	李時珍：地膚，因其子形似也。	v									v			
	76.	析蓂子											v			
	77.	茺蔚子	李時珍：此草及子，皆茺盛密蔚。										v			v
	78.	木香	李時珍：木香，本名蜜香，因其香氣如蜜也。緣沈香中有蜜香，遂訛此爲木香。					v		v						
	79.	蒺藜子	李時珍：蒺，疾也；藜，利也。其刺傷人，甚疾而利也。自按：本品用果實。	v									v			v
	80.	天名精	唐本注：一名天蔓精，葉與蔓菁相類。	v												
	81.	蒲黃	陶注：此即蒲釐花上黃粉。		v	v										
	82.	香蒲			v			v								
	83.	蘭草	唐本注：此是蘭澤香草也。		v							v				
	84.	雲實	陳存仁：葉爲多數小葉所成之羽狀複葉。自按：葉如雲狀，用其實。	v									v			
	85.	徐長卿	李時珍：徐長卿，人名也，常以此藥治邪病，人遂以名之。											v		
	86.	茜根	自按：本品用茜草之根。		v								v			
	87.	營實	李時珍：其子成簇而生，如營星然。	v									v			
	88.	旋華	本品用其花。陳存仁：爲多年生蔓性草本，莖細長，左旋纏繞他物而成長。										v			v
	89.	白兔藿	陳存仁：莖有白毛。		v	v										
	90.	青蘘														
	91.	蔓荊實	本品用果實。唐本注：蔓荊，蔓苗生。										v			v
	92.	秦椒	別錄：生泰山山谷及秦嶺上。		v							v				
	93.	女貞實	本品用果實。李時珍：此木淩冬青翠，有貞守之操，故以貞女狀之。										v			v
	94.	桑上寄生	蜀本草注：諸樹多有寄生，須桑上者佳。		v								v			v
	95.	蕤核	本品用其果核。李時珍：其花實蕤蕤下垂。										v			v
	96.	辛夷	李時珍：夷者，荑也，其苞初生如荑而味辛也。	v					v							
	97.	木蘭	係落葉喬木。李時珍：其香如蘭。		v			v								
	98.	榆皮			v								v			
	99.	龍骨			v								v			
	100.	牛黃	陶注：就（牛）膽中得之，……一子如雞子黃大。	v	v	v										
	101.	麝香	陳存仁：本品之香氣能遠射。		v			v								
	102.	髮髲			v											
	103.	熊脂			v											
	104.	石蜜	陶注：高山巖石間作之。		v							v				
	105.	蜜臘			v											
	106.	蜂子	本品係蜜蜂幼蟲。		v											
	107.	白膠	陳存仁：係用鹿角熬成之膠，爲無色透明或半透明。			v									v	
	108.	阿膠	別錄：牛皮、驢皮熬成之膠，以山東省阿縣最良。									v			v	

三品	藥品名		說明	形	質	色	能	氣	味	聲	時	地	部位	人名	加工	生長特性
	109.	丹雄雞			v	v										
	110.	鴈肪			v											
	111.	牡蠣	陳存仁：純雄無雌，故得牡名。曰蠣，言其粗大也。													v
	112.	鯉魚膽			v								v			
	113.	蠡魚			v											
	114.	蒲陶	李時珍：可以造酒，飲之則醄然而醉。				v									
	115.	蓬虆	李時珍：生于丘陵之間，藤葉繁衍，蓬蓬虆虆。													v
	116.	大棗		v	v											
	117.	藕實莖			v								v			
	118.	雞頭實	陶注：「花似雞冠，故名。」用其種仁。	v									v			
	119.	白瓜子	開寶：冬瓜經霜後，皮上白如粉塗，其子亦白，云白瓜子。		v	v							v			
	120.	瓜蒂			v								v			
	121.	冬葵子	陶注：以秋種葵，覆養經冬，至春作子，謂之冬葵。		v						v		v			
	122.	莧實			v								v			
	123.	苦菜	李時珍：以味名也。		v				v							
	124.	胡麻	李時珍：漢使張騫始自大宛得油麻。		v							v				
	125.	麻蕡			v											
中品	1.	雄黃	本品爲紅黃色之不透明固體。吳普：雄黃生山之陽，是丹之雄。			v										v
	2.	雌黃	本品爲紅黃色之不透明固體。別錄：與雄黃同山生，其陰山有金，金精熏則生雌黃。			v										v
	3.	石鍾乳	李時珍：石之津氣，鍾聚成乳，滴溜成石，故名石鍾乳。	v	v											
	4.	殷孽	李時珍：如木之孽也。自按：殷，大也，殷孽是碳酸鈣液凝結時附於石上的粗大根盤，即孔公孽根。	v												
	5.	孔公孽	李時珍：孔竅空通，附垂于石，如木之芽蘖，故曰孔空孽，訛爲孔公爾。	v												v
	6.	石流黃	李時珍：性質通硫，色賦中黃。		v	v										
	7.	凝水石	李時珍：拆片投水中，與水同色，其水凝動。	v	v	v										
	8.	石膏	朱震亨：火煅細研，醋調，封丹竈，其固密甚於脂膏，此蓋兼質與能而得名。		v		v									
	9.	陽起石	李時珍：以能命名，因有起陽之性。		v		v									
	10.	慈石	陳藏器：慈石取鐵，如慈母之招子。		v		v									
	11.	理石	別錄：如石膏順理而細。	v	v											
	12.	長石	唐本注：此石狀同石膏而厚大，縱理而長，文似馬齒。	v	v											
	13.	膚青														

三品	藥品名		說明	形	質	色	能	氣	味	聲	時	地	部位	人名	加工	生長特性
	14.	鐵落	自按：本品為生鐵煅至紅赤，外層氧化時，被錘落的鐵屑。		v										v	
	15.	當歸	陳承：治妊婦產後惡血上衝，倉卒取效，氣血昏亂者，服之即定，能使氣血各有所歸，恐當歸之名，必因此出。				v									
	16.	防風	李時珍：防者禦也，其功療風最要。				v									
	17.	秦艽	李時珍：出秦中，以根作羅紋交糾者佳。									v				v
	18.	黃耆	李時珍：色黃，為補藥之長，故名。			v	v									
	19.	吳茱萸	陳藏器：入藥以吳地者為好。		v							v				
	20.	黃芩	范子計然云：黃芩，色黃者善。		v	v										
	21.	黃連	李時珍：其根連珠而色黃。			v										v
	22.	五味	李時珍：本品皮肉甘酸，核中辛苦帶有鹹味，故名。按：本品用果實。						v				v			
	23.	決明	李時珍：以明目之功而名。				v									
	24.	勺藥	李時珍：芍藥猶婥約也，婥約美好貌，此草花容婥約，故以為名。													v
	25.	桔梗	李時珍：此草之根，結實而梗直，故名。													v
	26.	乾薑	生薑經乾燥加工者。		v										v	
	27.	芎藭	李時珍：人頭穹窿，窮高天之象也。此藥上行，專治頭腦諸疾，故有芎藭之名。				v									
	28.	蘼蕪	李時珍：蘼蕪，一作蘪蕪，其莖葉靡弱而繁蕪，故以名之。													v
	29.	藁本	唐本注：根上苗下似禾藁根，故名。	v									v			
	30.	麻黃	李時珍：或云其味麻，其色黃。			v			v							
	31.	葛根			v								v			
	32.	知母	李時珍：宿根之旁，初生子根，狀如蚳蝱之狀，故謂蚳母，訛為知母。	v						v						
	33.	貝母	李時珍：形似聚貝子，故名貝母。	v												
	34.	栝樓	李時珍：蠃與蓏同。許慎云：木上曰果，地下曰蓏。此物蔓生附木，故得兼名。栝樓即果蠃，二字音轉也。	v						v						
	35.	丹參	陳存仁：本品形似參而色赤。	v		v										
	36.	龍眼	李時珍：龍眼，象形也。	v												
	37.	厚朴	李時珍：其木，質朴而皮厚。		v											v
	38.	豬苓	陶注：其塊黑似豬屎，故以名之。	v	v											
	39.	竹葉			v								v			
	40.	枳實	自按：本品用枳木的果實。		v								v			
	41.	玄參	陶注：莖似人參而長大，根甚黑。	v		v										
	42.	沙參	陶注：此與人參，玄參，丹參，苦參，是為五參。其形不盡相類，而主療頗同，故皆有參名。李時珍：沙參宜於沙地，故名。				v					v				
	43.	苦參	李時珍：苦以味名，參以功名。				v		v							
	44.	續斷	李時珍：以功命名。				v									
	45.	山茱萸														
	46.	桑根白皮	自按：桑根去除粗皮的白色內皮。		v	v							v			

三品	藥品名		說　明	形	質	色	能	氣	味	聲	時	地	部位	人名	加工	生長特性
	47.	松蘿	自按：寄生山野松樹間，全體絲狀如羅。	v												v
	48.	白棘	寇宗奭：取白之義。		v	v										
	49.	狗脊	唐本注：根長多歧，狀如狗脊骨。	v												
	50.	萆解														
	51.	通草	陶注：莖有細孔，兩頭皆通。		v											v
	52.	石韋	陶注：蔓延石上，生葉如皮，故名石韋。	v								v				
	53.	瞿麥	陶注：子頗似麥。李時珍：陸佃解韓詩外傳：「生於兩旁謂之瞿」，此麥之穗旁生　。	v												v
	54.	敗醬	陶注：根氣如敗豆醬，故以爲名。					v								
	55.	秦皮	李時珍：秦皮，本作梣皮，其木小而岑高，故以爲名。人訛爲樳木，又訛爲秦木。	v						v			v			v
	56.	白芷	陳存仁：凡初生之根幹爲芷，本品色白氣香，形似初生根幹，故名。	v		v										
	57.	杜若														
	58.	蘗木			v											
	59.	枝子	李時珍：巵，酒器也，巵子象之，故名。俗作梔。司馬相如賦云：「鮮支黃礫」，註云：「鮮支即支子也」。自按：枝爲音同俗字。本品用其果實。	v						v			v			
	60.	合歡	圖經曰：崔豹古今注云：欲蠲人之忿，則贈以青裳。青裳，合歡也，植之庭除，使人不忿。				v									
	61.	衛矛	李時珍：此物幹有直羽，如箭羽矛刃自衛之狀，故名。	v												
	62.	紫葳	李時珍：俗謂赤豔曰紫葳葳，此花赤豔，故名。			v										v
	63.	無夷	陳存仁：本品乃莁樹之荑，荑者，實也。							v			v			
	64.	紫草	李時珍：此草花紫根紫，可以染紫，故名。		v	v	v									
	65.	紫菀	李時珍：其根色紫而柔宛，故名。			v										v
	66.	白鮮	李時珍：鮮者，羊之氣也，此草根白色，作羊羶氣。			v		v								
	67.	白薇	李時珍：微，細也，其根細而白也。			v										v
	68.	薇銜	唐本注：一名鹿銜草，言鹿有疾，銜此草即瘥也。李時珍：據蘇說，則薇銜當鹿銜也。				v									
	69.	枲耳	李時珍：其葉形如枲麻。	v												
	70.	茅根	李時珍：茅葉如矛。按：本品用其根莖。	v									v			
	71.	百合	李時珍：百合之根，以眾瓣合成也。或云：專治百合病，故名。亦通。				v									v
	72.	酸漿	李時珍：以子之味名也。						v							
	73.	蠡實	自按：本品用其種子。										v			
	74.	王孫														
	75.	爵牀														
	76.	王瓜			v											
	77.	馬先蒿	李時珍：蒿氣如馬矢，故名馬先，乃馬矢字訛也。		v			v								

三品	藥品名		說明	形	質	色	能	氣	味	聲	時	地	部位	人名	加工	生長特性
	78.	蜀羊泉														
	79.	積雪草	陶注：想此草當寒涼爾。					v								
	80.	水萍	陳存仁：蓋無根以入水底土中，而輕浮水面，隨風蕩漾，故名。									v				v
	81.	海藻	李時珍：藻乃水草之有文者，潔淨如澡浴。自按：本品生於海中。	v								v				v
	82.	假蘇	李時珍：曰蘇，皆因氣味辛香如蘇。					v	v							
	83.	犀角			v								v			
	84.	零羊角			v								v			
	85.	羖羊角			v								v			
	86.	白馬莖			v								v			
	87.	牡狗陰莖			v								v			
	88.	鹿茸			v								v			
	89.	伏翼	唐本注：以其晝伏有翼爾。										v			v
	90.	蝟皮	本品用其皮。		v								v			
	91.	石龍子	李時珍：此物生山石間，能吐雹可祈雨，故得龍子之名。									v				v
	92.	露蜂房	唐本注：此蜂房用樹上懸得風露者。		v								v			v
	93.	樗雞	別錄：生樗樹上。李時珍：其鳴以時，故得雞名。									v				v
	94.	蚱蟬	李時珍：蟬者，變化相禪也。蚱，蟬聲也。		v					v						
	95.	白殭蠶	李時珍：蠶病風死，其色自白，故曰白殭。自按：體亦從而殭硬。	v	v	v										
	96.	木虻	陳藏器：木虻從木葉中出。李時珍：虻以翼鳴，其聲虻虻。							v		v				
	97.	蜚虻	李時珍：蜚與飛同，虻同前木虻之說。							v						v
	98.	蜚廉	陳存仁：本品以有廉薑氣者爲眞，故名。					v								v
	99.	桑螵蛸	陶注：螳螂逢樹便產，以桑上者爲好。李時珍：螵蛸者，其狀輕飄如綃。	v								v				
	100.	䗪蟲			v											
	101.	蠐螬	李時珍：象其蠹物之聲。							v						
	102.	蛞蝓														
	103.	水蛭	自按：本品棲息於沼澤溪流等水中。		v							v				
	104.	海蛤	李時珍：海中諸蛤爛殼之總稱。		v							v				
	105.	龜甲			v								v			
	106.	鼈甲			v								v			
	107.	鱓魚甲	本品即鱷魚甲。陳藏器：《本經》鮀魚，合改作鼉。鼉形如龍，聲甚可畏，長一丈者。既是龍類，宜去其魚。李時珍：鼉字象其頭腹足尾形。按：鱓魚無甲，「鱓」當是鮀之誤。而鮀又爲鼉之音同假借。	v									v			
	108.	烏賊魚骨	自按：本品囊中存有墨汁，逢敵即吐，而自晦其蹤跡，爲雪白色長橢圓骨質。										v			v
	109.	蟹														
	110.	梅實			v								v			

三品		藥品名	說　明	形	質	色	能	氣	味	聲	時	地	部位	人名	加工	生長特性
	111.	蓼實	李時珍：蓼類皆高揚，故字從翏，高飛貌。自按：藥用其實。		v								v			v
	112.	蔥實	本品用其種子。李時珍：蔥從匆，外直中空，有匆通之象。	v									v			
	113.	水蘇	李時珍：此草似蘇而好生水旁。	v								v				
	114.	大豆黃卷	陶注：以大豆爲蘗芽。陳存仁：芽卷色黃，故名。	v	v	v										
下品	1.	青琅玕	李時珍：琅玕爲象其聲也。陳存仁：入藥須以青色爲勝。			v				v						
	2.	礜石	說文：礜，毒石也。		v		v									
	3.	代赭	別錄：出代郡。李時珍：赭，赤色也。			v						v				
	4.	鹵鹹	說文：鹵，西方鹹地也。李時珍：鹹音有二，音咸者，潤下之味；音減者，鹽土之名。後人作鹼、作鹻是矣。		v				v			v				
	5.	白堊	李時珍：土以黃爲正色，則白色爲惡色，故名堊。			v										
	6.	鉛丹	鉛製成的黃赤色粉末。		v	v										
	7.	粉錫	陶注：即今化鉛所作胡粉也。李時珍：古人名鉛爲黑錫，故名粉錫。		v										v	
	8.	石灰	圖經曰：燒青石爲灰。		v										v	
	9.	冬灰	李時珍：冬月竈中所燒薪柴之灰也。								v				v	
	10.	大黃	陶注：大黃其色也。			v										
	11.	蜀椒			v							v				
	12.	莽草	陶注：字亦作菵，今俗呼爲菵草也。陳存仁：本品有毒，食之令人迷罔，故名。		v		v									
	13.	郁核	本品用其種子。李時珍：郁，馥郁也，花實俱香，故以名之。					v					v			
	14.	巴豆	李時珍：此物出巴蜀而形如菽豆。	v								v				
	15.	甘遂														
	16.	亭歷														
	17.	大戟	李時珍：其根辛苦，戟人咽喉，故名。				v									
	18.	澤漆	陶注：生時摘葉有白汁，故名澤漆。陳存仁：路旁溼地，往往自生。	v								v				
	19.	芫華											v			
	20.	蕘華	李時珍：蕘者，饒也，其花繁饒也。										v			v
	21.	旋復華	別錄：花緣繁茂，圓而覆下，故曰旋覆。										v			v
	22.	鉤吻	陶注：言其入口則鉤人喉吻也。				v									
	23.	狼毒	李時珍：觀其名，知其毒矣。				v									
	24.	鬼臼	陳存仁：本品根形似臼。	v												
	25.	藕蓄														
	26.	商陸														
	27.	女青														
	28.	天雄	李時珍：天雄乃種附子而生出或變出，其形長而不生子，故曰天雄。													v
	29.	烏頭	陶注：形如烏鳥之頭。	v												

三品		藥品名	說　　明	形	質	色	能	氣	味	聲	時	地	部位	人名	加工	生長特性
	30.	附子	李時珍：附烏頭而生者，如子附母。													v
	31.	羊躑躅	陶注：羊誤食其葉，躑躅而死。				v									
	32.	茵芋														
	33.	射干	圖經：莖梗疎長，正如射之長竿狀。	v												
	34.	鳶尾	李時珍：以形命名。	v												
	35.	皂莢	李時珍：莢之樹皂，故名。自按：皂爲黑色，本品樹皮色赭黑，果實爲莢果，秋時成熟，變黑褐色。			v							v			
	36.	練實			v								v			
	37.	柳華			v								v			
	38.	桐葉			v								v			
	39.	梓白皮			v	v							v			
	40.	恆山	李時珍：恆山乃北岳名，豈此藥始產于此得名歟？									v				
	41.	蜀漆														
	42.	青葙														
	43.	半夏	李時珍：禮記月令：「五月半夏生。」蓋當夏之半也，故名。								v					
	44.	款冬	李時珍：款者，至也，至冬而花也。								v					
	45.	牡丹	本品色丹爲上。			v										
	46.	防己	李時珍：按東垣李杲云：「防己如險健之人，幸災樂禍，能首爲亂階，若善用之，亦可禦敵。」其名或取其義。				v									
	47.	巴戟天														
	48.	石南草	李時珍：生于石間向陽之處，故名石南。		v							v				v
	49.	女菀	李時珍：其根似女體柔婉，故名。	v												v
	50.	地榆	陶注：葉似榆而長，初生布地。	v								v				
	51.	五加	李時珍：此藥以五葉交加者良。													v
	52.	澤蘭	陶注：葉微香，或生澤旁					v				v				
	53.	黃環	李時珍：此物葉黃而圓，故名黃環。	v		v										
	54.	紫參	陳存仁：根形似參而色紫。	v		v										
	55.	雚菌	李時珍：雚當作萑，乃蘆葦之屬。此菌生於其下，故名也。		v											v
	56.	連翹	寇宗奭：其子拆之，片片相比如翹。	v												
	57.	白頭公	陶注：近根處有白茸，狀似人白頭。	v												
	58.	貫眾	李時珍：其根一本而眾枝貫之。													v
	59.	狼牙	陶注：其根牙亦似獸之牙齒也。	v												
	60.	藜蘆	李時珍：黑色曰黎，其蘆有黑皮裏之。		v	v										
	61.	閭茹	李時珍：本作藘蕠，其根牽引之貌。	v												
	62.	羊桃			v											
	63.	羊蹄	陳存仁：本品根似羊蹄，故名。	v												
	64.	鹿藿	李時珍：豆葉曰藿，鹿喜食之。		v		v						v			
	65.	牛扁	唐本注：療牛蝨甚效。				v									

三品	藥品名		說明	形	質	色	能	氣	味	聲	時	地	部位	人名	加工	生長特性
	66.	陸英	唐本注：此葉似芹及接骨，花亦一類。故芹名水英，此名陸英，接骨樹名木英，此三英也，花葉並相似。	v												
	67.	白斂	陳存仁：本品色白，斂瘡方中多用之。			v	v									
	68.	白及	李時珍：其根白色，連及而生。			v										v
	69.	蛇全	唐本注：全字乃是含字，含、銜義同。李時珍：按劉敬叔異苑云：「有一田父見一蛇被傷，一蛇銜一草著瘡上，經日傷蛇乃去。田父因取草治蛇瘡皆驗，遂名蛇銜草。」				v									
	70.	草蒿	李時珍：晏子云「蒿，草之高者也」。		v											v
	71.	雷丸	李時珍：此物生土中，無苗葉，而殺蟲逐邪，猶雷之丸也。				v									
	72.	溲疏														
	73.	藥實根											v			
	74.	飛廉	李時珍：飛廉，神禽之名也，其狀鹿身豹文，雀頭蛇尾有角，能致風氣。此草附莖有皮如箭羽，復療風邪，故有飛廉之名。				v									
	75.	淫羊藿	陶注：服此使人好爲陰陽。西川北部有淫羊，一日百遍合，蓋食藿所致，故名淫羊藿。		v		v									
	76.	虎掌	唐本注：根四畔有圓牙，看如虎掌。	v												
	77.	莨菪子	李時珍：其子服之，令人狂狼放宕。				v						v			
	78.	欒華			v								v			
	79.	蔓椒	李時珍：此椒蔓生。		v											v
	80.	藎草	李時珍：古者貢草入染人，故謂之王芻，而進忠者謂之藎臣也。自按：此草乃藎者所貢，故曰藎草。		v									v		
	81.	夏枯草	朱震亨：此草夏至後即枯。		v						v					v
	82.	烏韭	唐本注：生巖石之陰，不見日處。		v											v
	83.	蚤休	李時珍：蟲蛇之毒，得此治之即休，故有蚤休、螫休之名。				v									
	84.	石長生	陳存仁：四時不凋，而生岩石之下。									v				v
	85.	姑活														
	86.	別羈														
	87.	石下長卿	李時珍：按吳普本草云：「徐長卿一名石下長卿。」其爲一物甚明，但石間生者爲良。									v		v		
	88.	翹根	王好古：此即連翹根也。		v								v			
	89.	屈草			v											
	90.	淮木			v											
	91.	六畜毛蹄甲	自按：牛羊豬馬雞騾駝的毛和蹄甲。		v								v			
	92.	麋脂			v											
	93.	豚卵			v								v			
	94.	燕矢	燕的糞便。		v											
	95.	天鼠矢	蝙蝠的糞便。		v											
	96.	蝦蟆														

三品	藥品名		說　明	形	質	色	能	氣	味	聲	時	地	部位	人名	加工	生長特性
	97.	石蠶	寇宗奭：附生水中石上，作絲繭如釵股，長寸許，以蔽其身，其色如泥，蠶在其中，故謂之石蠶。	v								v				
	98.	蛇蛻	李時珍：蛻，退脫之義。自按：本品用蛇脫下的乾燥皮膜。		v								v			
	99.	吳公														
	100.	馬陸														
	101.	蠮螉	李時珍：象其聲也。							v						
	102.	雀甕	陳藏器：其蟲口中吐白汁，凝聚漸硬，正如雀卵，子在其中作蛹，以甕為繭。	v												v
	103.	彼子														
	104.	鼠婦	蜀本注：多在甕器底及土坎中，常惹著鼠背，故名。自按：依此，婦當為負字。							v						v
	105.	螢火	自按：螢尾端發光器如火。	v	v											
	106.	衣魚	陳存仁：本品生衣帛間而狀似魚。	v								v				
	107.	白頸蚯蚓			v	v										
	108.	螻蛄	李時珍：周禮注云：「螻，臭也」，此蟲氣臭，故得螻名。					v								
	109.	蜣螂	李時珍：「其蟲深目高鼻，狀如羌胡」，故有蜣螂之稱。	v												
	110.	斑蝥	李時珍：斑言其色，蝥刺言其毒如矛刺也。			v	v									
	111.	地膽	李時珍：居地中，其色如膽也。			v						v				
	112.	馬刀	李時珍：俗稱大為馬，其形象刀，故名。	v												
	113.	貝子	貝殼也。		v											
	114.	杏核			v								v			
	115.	桃核			v								v			
	116.	苦瓠	陶注：今瓠忽有苦者，如膽不可食，非別生一種也。		v				v							
	117.	水靳	自按：又寫作水芹。		v							v				
	118.	腐婢	《嘉祐本草》：按別本云：「小豆花亦有腐氣。」					v								

第三節　藥效的分類

在 300 多種的藥物療效經文中，「久服」以上多為治病語，「久服」以下則講服餌、求長生；經文當中如果沒有服食字，則幾乎全為治病語，這構成經文整齊而特殊的體例。如卷上：「人參，味甘微寒，生山谷，補五藏，安精神，定魂魄，止驚悸，除邪氣，明目，開心益智，久服輕身延年。」〔註 3〕

其次，每一種藥所含的成分都在一種以上，所以其主治功效也不只一項。以人

〔註 3〕《神農本草經》成自多人之手，藥品來源亦歷經百千年而逐漸形成。而經文所以體例一定、文體一致者，南朝陶弘景的整理校定與集注具有決定性的關鍵。

參爲例，人參含有多種醣類，補充機體能量，具有強壯作用，增加身體免疫力，經文說：「補五藏」、「除邪氣」。人參含有粗皂素成分，能興奮中樞神經，拮抗肌肉疲勞，並顯示有抗緊張作用，經文說：「安精神，定魂魄」。人參具有強心作用，能使心臟收縮能力加強，作用特點與強心甙相似，因此能治療心氣內虛所引起的「驚悸」。人參含有膽素，能降低血膽固醇，防止動脈硬化、心肌梗塞，使血流順暢、頭腦清楚，所以說：「開心益智」〔註4〕。人參含有人參皂甙，爲製造腎上腺皮質激素和性激素提供大量原料，從而具有抗衰老的功能，所以能「延年」〔註5〕。

爲300多種藥物的主治功效作分類，是相當吃力的工作。一來有很多的疾病名詞是現代醫學沒有的；其次，經文在強調藥物的功能時，往往以安五藏、治百病、治惡疾等等概括之〔註6〕；三則每一種藥的療效大多在一項以上。然而，基本的分類，有利於理解與從事系統化的研究。所以，筆者以藥效作用於身體的部位作爲歸納的提綱：先頭面（上）、其次則五藏（內）、四肢（中）、腰脚（下）、皮膚（外）、肌肉、筋骨（內），簡單介紹諸藥的療效。

一、髮

《素問．六節藏象論第九》說：「腎者，……其華在髮。」頭髮的生機，根源於腎氣。因此年老體弱、腎氣虛弱的人，毛髮容易枯槁脫落〔註7〕。對於腎氣有益的藥物，氣味多半偏於陽，如：白蒿：「味甘平，長毛髮令黑」，秦椒：「味辛溫，長髮」。

二、頭、腦

分析《本經》內容，引起頭腦疼痛的因素有二：風與酒。

治療風入腦戶頭腫痛、風頭（頭風）腦痛、頭眩腫痛、風頭痛〔註8〕，有杜若、辛夷、菊華、細辛、藁本。除了菊華（性味苦平），治療外感風熱引起的頭眩腫痛；其餘各藥皆性味辛溫，治療外感風寒溼引起的頭痛。腐婢治療「病酒頭痛」。

丹沙、水銀、白青、五色石脂、松香、夏枯草，具有解毒、殺蟲或抗菌的作用，能夠治療由細菌感染引起的白禿〔註9〕、頭禿，或者由於外傷、皮膚病引起的頭瘍、

〔註4〕參考許鴻源等《簡明藥材學》，頁407～頁408。

〔註5〕參考陳華《中醫的科學原理》，頁240。

〔註6〕《本經》當中特別強調藥物的功能時，有：治百病（朴消）、除百疾（女貞實）、除眾病（石蜜）、治惡疾（梅實），用以加強說明該藥的治療效果。

〔註7〕見《中醫常用術語集註》，頁55～頁56。

〔註8〕風入腦户、頭風，都是由風引起的病症，主要症狀是頭痛、腦户穴局部冷感、怕風。同前註，頁393。

〔註9〕白禿，生在頭上，初起白痂，搔癢難忍，蔓延成片，久則髮枯脫落，形成禿斑，本

頭瘡〔註10〕。

此外，胡麻補肝腎，「塡髓腦」，蓋腦和髓均爲腎精所化也。

三、眼　目

《本經》關於眼藥的有很多，像丹沙、空青、白青、扁青、石膽、雲母、人參、石龍芮、落石、景天、細辛、柴胡、蓍實、兔絲子、析蓂子、茺蔚子、蒺蔾子、蔓荊實、蕤核、辛夷、鯉魚膽、莧實、伏翼……等等計44種，能「明目」。其中扁青、石膽尚可治療目痛；析蓂子尚治療目痛、淚出；蕤核能治療目痛、赤傷、淚出；空青、莧實治療青盲〔註11〕；茺蔚子足以「益精」〔註12〕；伏翼治目瞑〔註13〕、夜視有精光；鯉魚膽味苦寒，因此能清除火氣引起的目熱赤痛。

長石、瞿麥、貝子可治目翳〔註14〕，主要能清熱養陰。還有一種白膜、或稱白膚、目中淫膚〔註15〕，可用決明、秦皮、蠐螬來治療。又菊花疏風清熱，治療火氣大引起的「目欲脫」〔註16〕、「淚出」，達到清熱、平肝陽的作用。白斂清熱，治「目中赤」。

以上這些眼科藥多入肝經，具有清肝或補肝的功能〔註17〕。

病類於白癬。見《中醫常用術語集註》，頁473。《諸病源候論·卷27·白禿候》云：「在頭生瘡，有蟲，白痂甚癢。其上髮並禿落不生，故謂之白禿。」

〔註10〕瘡、瘍都是一種皮膚病，凡發於皮膚淺表、有形可見、發熱發癢、破後糜爛的病皆統稱之。《實用中醫辭典》，頁863。

〔註11〕青盲的早期階段，患者自覺視物昏糊渺茫，稱之爲「視瞻昏渺」；如兼眼前有一片陰影，甚至呈現青綠碧藍或赤黃之色，稱之爲「視瞻有色」；隨著視力的進一步減退以至失明，但雙目外觀並無異常，則稱之爲「青盲」。本病係因肝腎不足、精血虧損、加上脾胃虛弱，精氣不能上達於目而引起的。見《中醫常用術語集註》，頁505。

〔註12〕茺蔚子含維生素A類物質，故能增強眼力。見《實用中醫辭典》，頁519。

〔註13〕「瞑」字義爲視力不清。《集韻·上·迥》：「瞑，目不明。」見馬繼興《神農本草經輯注》，頁321。

〔註14〕翳，引起黑睛混濁或潰陷的外障眼病，以及病變癒後遺留於黑睛的疤痕。實證多屬肝風熱邪，治宜疏風清熱、解毒瀉肝；虛證多屬肝腎虧損、陰虛火旺，治宜滋養肝腎、養陰清熱。《實用中醫辭典》，頁934。

〔註15〕白膜，主要是肺經風熱或肝火上攻導致的病症，其症狀是黑睛邊緣出現灰白色的小疱，逐漸向中央進展，嚴重時，灰白色小疱可融合成片，橫越黑睛。患眼極度畏光，刺痛流淚，病狀常反復發作。見《中醫常用術語集註》，頁503。

〔註16〕目欲脫，形容目內感覺脹滿之狀。《諸病源候論·卷2·風熱候》云：「風熱病者，……其狀使人惡風、寒戰、目欲脫、涕唾出。候之三日內及五日內不精明者是也。」見馬繼興《神農本草經輯注》，頁44、頁93。

〔註17〕《素問·金匱眞言論第四》云：「開竅於目，藏精於肝。」《靈樞·脈度第十七》云：「肝氣通於目，肝和則目能辨五色矣。」說明肝臟的精氣通於目竅，視力的強弱和肝是有直接關係。如肝血不足，目失所養，就會出現兩眼乾澀、視力減退或夜盲；

此外，欒華能夠治療「目痛、泣出、傷眥、消目腫」，據謝文全先生的研究，欒華與黃連煎液，療目赤爛，對多種細菌和眞菌具有抑制作用〔註 18〕，《本經》所記載的眼睛症狀，可能就是由細菌感染所引起的。

四、耳鼻喉

治療耳聾的藥有空青、白青、紫芝、雞肪、慈石、王瓜等。

柏實、遠志、香蒲、昌蒲、澤瀉、地膚子、署豫、雞頭實能使「耳目聰明」，其作用機轉不盡相同。柏實、遠志具有寧心安神的作用，一旦神經安定、睡眠正常，自然「耳目聰明」。香蒲、昌蒲、澤瀉、地膚子具有利尿作用，可以排除體內多餘的水分；而香蒲及昌蒲對於中樞神經系統具有鎮靜、抗驚厥的作用〔註 19〕，能使「耳目聰明」。署豫、雞頭實含有豐富的營養成分，具有滋養強壯、健脾補腎的功能，身體健康，自然「耳目聰明」。

咽痺、咽痛、喉咽腫以及喉痺〔註 20〕，多由風熱、細菌感染或陰虛引起的扁桃腺發炎、腫痛、呑嚥不順、聲音沙啞或咽喉阻塞不利，治療的藥物有：落石（《本經》按：風熱引起的口乾舌焦癰腫、喉舌腫）；牡桂，蒺蔾子（滋陰）；貝母（清熱、消腫、解毒）；蜚廉，芫華，射干（清熱、利咽、消腫）；半夏，款冬（解熱、潤肺）；杏核（潤肺、鎮咳、祛痰）。

此外，白芝通利口鼻，杜若治療風邪引起的頭痛、腫脹感及流鼻水、多涕、淚出。

五、口　齒

伏苓、落石、石膏俱能清熱，治療「口焦舌乾」；香蒲、水蘇治療「口中爛臭」。天名精、竹葉、柳華都能清熱、療渴。白石英、枸杞、白莫、丹雄雞、葛根、知母、栝樓、王瓜、水萍、鹵鹹，治療「消渴」〔註 21〕，以上諸藥或者有滋陰潤燥的功能，或者有清熱降火的功能，或者二者兼具。

肝火上炎，常見目赤多眵。不少眼病多被認爲和肝有關，而從治肝入手。《中醫常用術語集註》，頁 41。

〔註 18〕見《神農本草經古今功能與藥品來源之考察》，頁 217。

〔註 19〕香蒲含豐富的維生素 B1、B2，可以保護神經系統。見《實用中醫辭典》，頁 445。昌蒲，見前書，頁 153。

〔註 20〕《諸病源候論・卷 30・喉痺候》云：「喉痺者，喉裏腫塞痺痛，水漿不得入也。」

〔註 21〕消渴，一指口渴；一指多飲、多尿爲特徵的病證。《諸病源候論・卷 5・消渴候》云：「夫消渴病，渴不止，小便多是也。」類似今日的糖尿病症。《本經》當中的葛根、水萍可以退熱止渴；枸杞、知母治療糖尿病，有降血糖的作用。兩種解釋都有藥物可爲代表。

香蒲、蔓荊實、秦椒能「堅齒」，桑上寄生「堅髮齒」，鹿茸能「生齒」，上述諸藥多能溫補肝腎、強壯筋骨，蓋「腎主骨」〔註 22〕、「齒爲骨之餘」、「腎其華在髮」〔註 23〕。又，樊石具有收斂消炎作用，能「堅骨齒」；莨菪子能鎮痛、鎮痙，治療「齒痛」。

六、頸　面

海藻含有豐富的碘，「治癭瘤氣，頸下核」，解決缺碘引起的甲狀腺腫大、頸淋巴結結核。

翹根能抑制致病性皮膚眞菌，消斑疹，使「面悅好」；柏實、蜂子、白瓜子（含有蛋白質或脂肪油），女萎、落石、白芷「令人潤澤美顏色」〔註 24〕。箘桂能增強消化機能，改善血液循環；澤瀉利濕、消除腫滿，所以令人「面生光華」。以上諸藥都具有美容效果。

熊脂可以治療「面皯皰」〔註 25〕，即皮膚的黑斑粉刺。此外，菟絲子補腎滋陰，治療腎虧火旺引起的「面黑皯」；旋華、辛夷、白殭蠶也有同樣的功效。木蘭、梔子清熱瀉火，治「面熱」、「赤皰」或「酒糟鼻」。

七、胸

邪氣結於胸，即胸中結（結胸），《諸病源候論・卷 13》云：「結氣病者，憂思所生也。」心有所存，神有所止，氣留而不行，故結於內。赤芝能「益心氣」，治療「胸中結」。

橘柚治療「胸中瘕〔註 26〕，熱氣」，作用在利氣消痰。恆山治「胸中痰結」，主要是具有催吐作用，能使老痰、積痰和宿食吐出。天名精、紫菀治「胸中結熱」、「胸中寒熱結氣」，二者入肺經，都有祛痰的作用，而前者性味寒，治熱；後者性味溫，治療寒熱。乾薑治療虛寒引起的脾運失常、肺氣不利，以致水飲停於胸間的脹滿感。半夏燥濕痰、潤肺下氣，所以治「胸脹」。桔梗能治療痰多不爽、肺癰咳吐膿血引起

〔註 22〕見《素問・宣明五氣篇第二十三》。
〔註 23〕見《素問・六節藏象論第九》。
〔註 24〕廣濟堂中醫師林麗華以爲，當歸、桔梗、菟絲子、射干、白芷等藥材具有除斑效果，將之研磨成藥粉，再加上蜂蜜、蛋白，拌勻後外敷在洗淨的臉上，即可除斑。見《醫療保健雜誌》，第三期。
〔註 25〕《諸病源候論・卷 27・面皰候》云：「面皰者，謂面上有風熱氣生皰。頭如米大，亦如穀大，白色者是。」俗稱粉刺或酒刺。面皯即面皯，「皯」、「䵟」均爲「皯」古異字。《說文・皮部》云：「皯，面黑氣也。」面皯，皮膚有淡黑色斑塊，枯暗無光。
〔註 26〕橘柚在《食療本草》作：「開胸膈痰實結氣」，可資參考。橘柚爲脾肺氣分之藥，治療氣機阻滯、津液瘀而成痰、胸腹脹悶。

的「胸脅痛如刀刺」。

八、腹

奄閭子治「腹中水氣」（行瘀祛濕），天鼠矢治「腹中血氣」（活血），旋華根治「腹中寒熱邪氣」，玄參治「腹中寒熱積聚」（滋陰清熱，促進血液循環）。貫眾（清熱、活血、散瘀）與蚤休（清熱散結），二者能治療「腹中邪熱氣」。〔註27〕

治療腹痛的藥有陽起石（下焦虛寒）、黃連（熱痢腹痛）、芍藥（《備要》按：脾虛腹痛）、桑耳（濕熱水腫）、大戟（《本經》按：腹滿積水）、五加（風濕水腫）。

郁核能利尿，而巴豆、甘遂、大戟、澤漆、澤蘭具有瀉下、利尿的作用，能治療「腹滿」、「大腹水腫」。

九、五藏、五內

心肝脾肺腎即五藏，位處人體之內，故又稱「五內」。

雲母「安五藏」，大黃「安和五藏」〔註28〕，麻蕡、枳實「利五藏」〔註29〕，龍膽「定五藏」，玉泉、丹沙「治五藏百病」，香蒲、龍眼〔註30〕治五藏（內）邪氣，旋復華「去五藏間寒熱」〔註31〕，奄閭子「治五藏瘀血」〔註32〕，消石「治五藏積熱」〔註33〕，人參「補五藏」，胡麻「補五內」〔註34〕，肉縱容「養五藏」，巴豆「蕩五藏六府」〔註35〕等等。

十、心　肝

人參所含成分能興奮中樞神經、提高分析功能、工作能力及減少疲勞，又能使

〔註27〕括弧內說明文字係參考許鴻源等《簡明藥材學》。

〔註28〕大黃具有瀉下作用，能排除食積痞滿、實熱便秘，實滿除則臟腑安。參考許鴻源等《簡明藥材學》，頁61。

〔註29〕枳實能破氣、行痰、消積，治胸腹痞滿脹痛、痰癖、食積、便秘，見《實用中醫辭典》，頁417。

〔註30〕香蒲能活血，龍眼能養血。

〔註31〕邪氣即病邪，也就是致病因素，病邪侵入內臟，稱「五藏（或五內）邪氣」、「邪氣在藏中」，簡稱「五邪」。若是引起發熱，稱「五內邪氣熱」或「五藏結氣熱」；引起發熱惡寒，稱「五藏間寒熱」。《實用中醫辭典》，頁312～頁313。

〔註32〕奄閭子有行瘀的功能，見許鴻源等《簡明藥材學》，頁246。

〔註33〕《本草備要．金石水土部》云：「朴硝、芒硝，能蕩滌三焦、腸胃實熱，推陳致新。」

〔註34〕胡麻潤燥養血，補肝腎，對於身體羸弱、大便燥結、肝胃不足、風濕癱瘓的患者有一定的療效。見許鴻源等《簡明藥材學》，頁67。

〔註35〕巴豆當中所含樹脂，有強烈的瀉下作用，能治療胸腹脹滿急痛、大便秘結。見許鴻源等《簡明藥材學》，頁68。

心臟收縮能力加強、血流順暢、頭腦清楚〔註36〕，故《本經》曰人參能「開心益智」。

苦菜，即茶，能提神醒腦，故曰：「安心益氣，聰察」，又能興奮中樞神經、減少疲勞，故曰：「少臥」。零羊角、羖羊角解熱鎮驚，故曰：「安心益氣」。合歡「和心志，令人歡樂無憂」〔註37〕。百合、虎掌治「心痛」〔註38〕。

青芝「補肝氣」，其乙醇抽出物具抗肝炎的作用〔註39〕。

十一、肺

呼吸器系方面病變，幾乎都和肺有關。

白芝〔註40〕、沙參〔註41〕「益肺氣」。一旦遇上「咳逆上氣」〔註42〕、「氣短」〔註43〕、喘息或善喘等症候，如果是因爲痰氣凝結、肺道壅塞以致氣血不和者，可用當歸〔註44〕；肺虛病久，用五味子〔註45〕；寒嗽用乾薑〔註46〕；風寒鬱於肺、痰哮氣喘，用麻黃〔註47〕；上焦風邪煩熱，用竹葉〔註48〕；寒咳痰涎壅塞或血痰，用紫菀〔註49〕；熱痰而嗽，用海蛤〔註50〕；胸腔積液、氣喘上逆、胸脅作痛，用芫華〔註51〕；肺虛挾火、燥咳，用款冬〔註52〕；肺陰虛久咳，用麥門冬〔註53〕。總之，適應不同的病因而有其相應的藥物。

〔註36〕見許鴻源等《簡明藥材學》，頁408。

〔註37〕合歡入心、肝經，有寧心、解鬱的功能，屬於養心安神藥，所以《本經》說：「和心志，令人歡樂無憂。」參考《實用中醫辭典》，頁291。

〔註38〕百合入肺、心經，可以寧心安神；虎掌具有鎮靜、鎮痙、祛痰和抗驚厥的作用，治療中風痰壅、口眼喎斜，通常中風會引起腦血管病變，造成血液循環障礙，連帶併發心臟疾病。見《實用中醫辭典》，頁105、頁253。

〔註39〕見許鴻源等《簡明藥材學》，頁497。

〔註40〕靈芝的水提液及乙醇提取液對小白鼠有止咳、祛痰的作用，臨床上治療慢性氣管炎。見《實用中醫辭典》，頁1006。

〔註41〕沙參具有養陰清肺、祛痰止咳的功能。見許鴻源等《簡明藥材學》，頁447。

〔註42〕咳嗽、氣息急促。見《中醫常用術語集註》，頁384。

〔註43〕氣短，呼吸短促，而不相接續之意。見《中醫常用術語集註》，頁384。

〔註44〕《本草備要．當歸》汪昂注云：「血滯能通，血虛能補，血枯能潤，血亂能撫。蓋其辛溫能行氣分，使氣調而血和，血和則氣降也。」

〔註45〕五味子的乙醚抽出物具有鎮咳及祛痰作用。見許鴻源等《簡明藥材學》，頁485。

〔註46〕《本草備要．乾薑》汪昂注云：「乾薑能入肺利氣，逐寒邪。」

〔註47〕麻黃有發汗解熱、弛緩支氣管平滑肌等作用。許鴻源等《簡明藥材學》，頁32。

〔註48〕竹葉清熱祛痰。參考《本草備要．淡竹葉》。

〔註49〕紫菀具祛痰作用，能止咳化痰。許鴻源等《簡明藥材學》，頁550。

〔註50〕海蛤能清熱化痰。見《實用中醫辭典》，頁737。

〔註51〕芫華有瀉下、利尿、祛痰、止咳等作用。許鴻源等《簡明藥材學》，頁69。

〔註52〕款冬入肺經，潤肺下氣、化痰止咳，治咳逆喘息、喉痺。《實用中醫辭典》，頁682。

〔註53〕麥冬入心、肺、胃經，清心潤肺、養胃生津。見《實用中醫辭典》，頁601。

十二、脾胃腎

《本經》當中「益脾氣」藥有黃芝。黃芝入脾經，滋補強壯，治虛勞、消化不良〔註54〕，改善脾的運化功能。至於大棗有「養脾，平胃氣」的功效，胃氣以下降爲順，如胃氣不降，平則調和使回復健康，亦即調和胃腸的消化功能〔註55〕。梔子〔註56〕、蠡實〔註57〕治療「胃中熱氣」〔註58〕。消石具有利尿及催瀉作用〔註59〕，「治胃脹閉，滌去蓄結飲食」。苦菜治「胃痺」；石斛「厚腸胃」〔註60〕。通草治「脾胃寒熱」，入肺、胃經，有清熱、利水的功能〔註61〕。

黑芝「益腎氣」，玄參「補腎氣」，蓋二者皆入腎經，而玄參更具有清熱滋陰的效能，治療陰虛、骨蒸勞熱〔註62〕。

十三、腸、膀胱、肛門

桔梗、丹參、半夏、女菀都治療「腸鳴」，而作用機轉各有不同。若肺火鬱於大腸，宜桔梗以開之〔註63〕；若血虛血瘀引起，可以使用丹參；半夏去濕；紫菀對大腸桿菌、赤痢桿菌有抑制作用〔註64〕。

五色石脂、雲實、黃芩、黃連、乾薑、合歡能治療「腸澼」〔註65〕。蛇蛻治療「腸痔」〔註66〕；鹿藿、豬懸蹄治療「腸癰」〔註67〕。黃柏治療「腸胃中結氣熱」，即熱氣鬱結於腸胃，今稱熱痢〔註68〕。

〔註54〕見《實用中醫辭典》，頁1006。

〔註55〕大棗含蛋白質、醣類、多種氨基酸、胡蘿蔔素、維生素B2、維生素C，入脾、胃經，補中益氣、養血安神，治脾胃虛弱等症。見《實用中醫辭典》，頁487。

〔註56〕梔子清熱瀉火，入心、肝、肺、胃經。見許鴻源等《簡明藥材學》，頁82。

〔註57〕蠡實清熱利濕，見《實用中醫辭典》，頁500。

〔註58〕胃中熱氣，係指胃受了邪熱，或過食煎、炒、燥、熱的食物，出現口臭、口渴、易飢嘈雜、小便短赤、大便秘結。見《中醫常用術語集註》，頁157。

〔註59〕見許鴻源等《簡明藥材學》，頁225。又《本草備要．朴硝芒硝》汪昂注云：「能蕩滌腸胃實熱。」

〔註60〕《本草備要．石斛》云：「入脾而除虛熱，平胃氣，補虛勞。」汪昂注：「石斛養胃聖藥。」尤其適合病後虛熱、胃熱而有虛火者，有解熱、健胃的作用。

〔註61〕見許鴻源《簡明藥材學》，頁237。

〔註62〕見許鴻源等《簡明藥材學》，頁174。

〔註63〕見《本草備要．桔梗．汪昂注》。

〔註64〕許鴻源等《簡明藥材學》，頁550。

〔註65〕見《實用中醫辭典》云：「今稱痢疾，大便次數增多，排便澼澼有聲。」，頁797。

〔註66〕《諸病源候論．卷34．腸痔候》云：「肛邊腫核痛，發寒熱而血出者，腸痔也。」

〔註67〕《金匱要略．瘡癰腸癰浸淫病脈證并治》云：「腸癰之爲病，其身甲錯，腹皮急，按之濡如腫狀，腹無積聚，身無熱，脈數，此爲腹內有癰膿。」

〔註68〕熱痢，多因腸腑熱盛、積滯不清引起。《實用中醫辭典》，頁874。

房葵、地膚子清熱，「治膀胱熱結、溺不下」〔註69〕。蒲黃「治心腹膀胱寒熱，利小便，止血消瘀血」。蛞蝓可治療「脫肛」〔註70〕。

十四、腰腹、腰脊、腰背、膝

阿膠（含骨膠原、鈣）、鹿藿治「腰腹痛」；杜仲、桑上寄生、白膠（含骨膠原、鈣）、雞頭實、爵床、桑螵蛸治「腰痛」或「腰脊痛」；狗脊、萆解治「腰背痛」。以上諸藥多入腎經，有補腎的作用。蓋「腎主骨」，腎強則骨髓充實，腰、背、脊自然健康正常。

龍膽、雞頭實、狗脊、王孫、附子、陸英、蔓椒治「膝痛」或「膝寒痛」，以上諸藥多入肝、腎經。補腎的作用機轉如前述；而「肝主筋」、「肝氣衰，筋不能動」，膝爲筋之府，「膝痛無有不因肝腎虛者」〔註71〕，所以補肝益腎以治療之。

十五、四肢、關節

「四肢拘攣」，乃四肢牽引拘急、活動不能自如，屬筋病，多因陰血不足、風寒濕熱侵襲、瘀血留滯所引起〔註72〕，以牛膝、枲耳、陸英、麋脂治療之。牛膝有祛風濕、活血通經、補肝腎、強筋骨的功能〔註73〕；枲耳散風濕〔註74〕；陸英散風濕、消除瘀腫，所以能治療「四肢拘攣」。

阿膠、王孫、陸英、別羈治療「四肢酸疼」。大棗治療「四肢重」，係由脾胃虛弱引起的食少便溏、倦怠乏力、四肢沈重等等症狀。龜甲含有鈣鹽、脂肪、膠質〔註75〕，能補充骨骼所需的營養，有補血止血、益腎健骨的功能，治療「四肢重弱」。蔓椒苦溫，治療「四肢厥氣」〔註76〕。慈石〔註77〕、秦艽〔註78〕治療「肢節痛」。白薇治

〔註69〕《諸病源候論．卷14．小便不通候》云：「小便不通，由膀胱與腎俱有熱故也。……腎與膀胱俱熱，熱入於胞，熱氣大盛，故結澀令小便不通。」

〔註70〕脫肛，直腸或直腸粘膜脫出肛外，多由於中氣不足、氣虛下陷、肛門鬆弛或濕熱下注大腸而成。見《中醫常用術語集註》，頁484。蛞蝓有清熱、破瘀通經的作用。

〔註71〕見《張氏醫通．膝痛》，引自《實用中醫辭典》，頁891。

〔註72〕《實用中醫辭典》，頁365。

〔註73〕許鴻源等《簡明藥材學》，頁333。

〔註74〕許鴻源等《簡明藥材學》，頁277。

〔註75〕許鴻源等《簡明藥材學》，頁464。

〔註76〕《諸病源候論．卷13．厥逆氣候》云：「陰盛則上乘於陽，衛氣爲之厥逆。失於常度，故寒從背起，手足逆冷，陰盛故也。」

〔註77〕《本草備要．磁石》云：「能引肺金之氣入腎，補腎益精。治羸弱周痺，骨節酸痛。」

〔註78〕《本草備要．秦艽》云：「益肝膽之氣，養血榮筋，治風寒濕痺。」汪昂注曰：「經曰：『風寒濕三氣雜至，合而爲痺。風勝爲行痺，寒勝爲痛痺，濕勝爲著痺。痺在於骨體重，在脈則血澁，在筋則拘攣，在肉則不仁，在皮則寒。』」秦艽治風寒濕痺，

療「肢滿」〔註 79〕。

入肝、腎經的藥通常能使關節靈活，可以治療關節拘攣、疼痛、痲痺，或有辛溫走散、通利血脈、祛風寒濕的作用。《本經》提到的藥有曾青、紫芝、牡桂、石龍芮、細辛、蛇床子、營實、石鍾乳、狗脊、通草，皆「利關節」〔註 80〕、「治百節〔註 81〕拘攣」、「治關機緩急」〔註 82〕。薇銜、天雄、蔓椒治「風寒濕痺、歷節痛」〔註 83〕。

十六、肌　肉

乾地黃、署豫、甘草、蒺藜子、冬葵子、胡麻、枳實、白馬莖諸藥可以「長肌肉」。

乾地黃滋陰涼血，適合陰虛發熱而羸瘦的患者；署豫含澱粉、蛋白質、醣類等營養物質，補脾胃，使肌肉豐盈；甘草補脾和胃，治脾胃虛弱〔註 84〕；冬葵子含脂肪油、蛋白質；胡麻含豐富的脂肪油，上述諸藥都有利於機體的生長發育。

鹵鹹「柔肌膚」，現在流行的沐浴鹽，取其這方面的效用。藁本、白芷具有「長肌膚」的作用，皆能祛風寒濕，風濕去則肌膚和，汪昂曰：「藁本和白芷做面脂良。」（《本草備要・藁本注》）

吳茱萸、麋脂這兩種藥能驅除風寒濕痺，使體內之氣通暢，因此能「開腠理」。〔註 85〕

「去死肌」〔註 86〕的藥有雲母、朮、菊華、落石、細辛、雄黃、厚朴、白鮮、枲耳、鱓魚甲、梅實、青琅玕、礜石、石灰、蜀椒、皂莢、閭茹、白及、麋脂、盤蝥、地膽共 21 種。雄黃、雲母、礜石、石灰皆礦物類藥材，與盤蝥、地膽，外用治

故能去肢節疼痛。

〔註 79〕《本草備要・白微》云：「下水氣、利陰氣，主中風、身熱支滿，忽忽不知人。」汪昂注曰：「陰虛火旺則內熱生風，火氣焚灼，故內熱支滿，痰隨火湧，故不知人。」

〔註 80〕利關節，即通利關節。關節不利，有拘攣、疼痛、痲痺等症，多由風、寒、濕邪留滯爲患，用藥物辛溫走散、通利血脈，使症候消失或減輕，叫做通利關節。凡治療風濕性疼痛的藥物皆有此功效。見《中醫名詞辭典》，頁 105。

〔註 81〕百節，泛指全身的關節而言。見《中醫常用術語集註》，頁 73。

〔註 82〕關機即關節，因關節可轉動故名。緩急，爲偏義複詞，即拘急義。關機緩急，指關節拘急、難以屈伸。

〔註 83〕歷節痛，簡稱「歷節」，又稱「歷節風」，主要表現在周身四肢關節部疼痛，以關節紅腫、劇烈疼痛、不能屈伸爲特點。多由肝腎不足而感受風寒濕邪，入侵關節，積久化熱，氣血鬱滯所致。見《中醫常用術語集註》，頁 407。

〔註 84〕一般而言，脾氣健運、營養充足，則肌肉豐盈，所以說：「脾主肌肉。」如脾有病，消化吸收發生障礙，往往就會逐漸消瘦。見《中醫常用術語集註》，頁 45。

〔註 85〕腠理，泛指皮膚、肌肉、臟腑的紋理，及皮膚、肌肉間隙交接處的結締組織。是滲泄體液、流通氣血的門户，有抗禦外邪內侵的功能。見《實用中醫辭典》，頁 794。

〔註 86〕死肌，指失去感覺的肌膚。見馬繼興《神農本草經輯注》，頁 44。

疥癬、疔癰腫、斂瘡、創傷出血，能解毒消腫、收斂傷口，促進肉芽增殖。其餘之藥多有袪風濕或去腐逐瘀的功能，風濕去、敗瘀解、營衛和，肌膚自然回復健康。

枲耳、鼈甲、巴豆、地榆、閭茹「去惡肉」。女萎〔註 87〕、營實〔註 88〕治療「跌筋結肉」〔註 89〕。鼈甲、石灰〔註 90〕、冬灰、馬陸可以「去息肉」；莨菪子治「肉痺拘急」〔註 91〕。

十七、筋　骨

石流黃有壯陽的作用，能「堅筋」。竹葉清熱，治療小兒風熱引起的驚癇、手足拳縮，曰：「溢筋」是也。治療「筋急」、「筋急拘攣」、「筋攣」〔註 92〕、「筋痿」〔註 93〕的藥有薏苡子（風濕引起）、熊脂（風引起）、大豆黃卷（濕引起）。虎掌能治療風濕痺，具有解痙的作用。

扁青治折跌〔註 94〕，女萎、營實治跌筋結肉〔註 95〕，蛞蝓治軼筋〔註 96〕，乾地黃治折跌絕筋〔註 97〕。續斷補肝腎，治療肝腎不足引起的腰膝痠痛、風濕骨痛，跌打損傷、骨折〔註 98〕，所以經文說「續斷」能「治折跌、續筋骨」。

紫芝、甘草、杜仲、枸杞、青蘘、蠡實、零羊角、天雄、巴戟天、石南草，「堅筋骨」、「強筋骨」、「利筋骨」，以上諸藥多入肝腎經，補肝腎，蓋「肝主筋」、「腎主

〔註 87〕女萎可以治療津液不足、筋失柔和的筋脈攣痛。見《實用中醫辭典》，頁 179。

〔註 88〕營實即薔薇子。薔薇根可以袪風活血，治風濕關節痛、跌打損傷等。見《實用中醫辭典》，頁 939。

〔註 89〕跌筋結肉，指筋肉腫聚成瘤。見馬繼興《神農本草經輯注》，頁 58～59。

〔註 90〕生灰醋浸，取液點塗局部，可以腐蝕贅疣、黑痣。見《實用中醫辭典》，頁 192

〔註 91〕肉痺，以肌肉症狀爲主的痺證，又稱「肌痺」。臨床表現爲肌肉麻木、酸痛無力、困倦、汗出等。見《中醫常用術語集註》，頁 404。莨菪子當中的成分，有緩和痙攣性引起的收縮作用，達到鎮痙、鎮痛的效果。見許鴻源等《簡明藥材學》，頁 555～頁 556。

〔註 92〕筋攣，指肢體筋脈收縮抽急，不能舒轉自如。多因外感寒濕，或血少津虧，筋脈失於榮養所致。見《實用中醫辭典》，頁 742。

〔註 93〕筋痿，「肝主身之筋膜」，故亦稱肝痿。由於肝熱而陰血不足，筋膜乾枯所致。症見筋急拘攣，漸至痿弱不能運動，伴有口苦、爪枯等。治宜清熱、補血、養肝。見《實用中醫辭典》，頁 741。

〔註 94〕折跌有骨骼或肌肉挫傷之義。見馬繼興《神農本草經輯注》，頁 50。

〔註 95〕同〔註 89〕。

〔註 96〕軼、肤、跌可互通。軼筋即扭挫傷或筋腫。見馬繼興《神農本草經輯注》，頁 442。蛞蝓入肝、脾、肺經，能清熱袪風、消腫解毒、破瘀通經，所以治療筋脈拘攣、驚癇、癰腫等，見許鴻源等《簡明藥材學》，頁 155。

〔註 97〕絕筋是指筋肉斷裂，見〔註 94〕。《本草備要・乾地黃》云：「滋陰退陽，治痿痺驚悸、折跌絕筋、填骨髓、長肌肉。」汪昂注曰：「下撲損瘀血。」。

〔註 98〕見《實用中醫辭典》，頁 994。

骨」，故能堅強筋骨。其中蠡實清熱利濕，天雄溫暖命門，皆能治療風寒濕痺，風寒濕去自然筋骨強。

乾漆續筋骨、塡髓腦〔註 99〕，戎鹽（今稱大青鹽，乃石鹽的結晶）味鹹入腎、補腎，故曰：「堅筋骨」。

牡蠣、狗脊皆入肝腎經，「強骨節」，前者能「平肝潛陽，制酸止痛」〔註 100〕，後者能補肝腎、強筋骨、祛風濕〔註 101〕。

至於天門冬、乾地黃、房葵、青蘘、牛髓、藥實根，能「強骨髓」、「塡骨髓」、「堅骨髓」、「補骨髓」，諸藥多入肝、腎經。

第四節　藥物的組織

本節藥物的組織條例，係淵源於陶弘景《本草經集注》。陶注輒爲不同來源的藥物疏解：「異類同條」云云。爾後蘇敬、李時珍間或指點「同類分條」的情況，惟文意並不顯豁，涉及的藥品也不夠全面。筆者就上述二種條例，或加以詮釋，或比類闡義，以發明《本經》藥物的組織原則。至於「同類共條」、「異類分條」二種，係筆者觀察《本經》藥物的組織情況而研究有得者。

分析《本經》300 多種藥物組織的情況，可以歸納成下列幾項條例：

一、同類共條

同類共條有兩種情況，一是正品與其下附錄的副品，係同一藥物的不同藥用部位。如上品景天，用其全草，該條附錄「華」，是其副品。二是正品與所附的副品，係同一藥而生熟加工處理過程之不同。如上品乾地黃，其下附生地黃，係由地黃生品與乾燥處理之不同所致。

今整理同類共條之藥物如下：

三品	正　品	藥用部或加工	副　　品
上品	1.　景天	全草	華
	2.　乾地黃	乾燥品	生地黃（生品）
	3.　乾漆	乾燥品	生漆（生品）

〔註 99〕《本草備要・乾漆》云：「破日久凝結之瘀血，續筋骨絕傷。」汪昂注曰：「損傷必有瘀血停滯。丹溪曰：『漆性急而飛補，用之中節，積滯去後，補性內行，人不知也。』」

〔註 100〕見許鴻源等《簡明藥材學》，頁 493。

〔註 101〕見許鴻源等《簡明藥材學》，頁 429。

	4. 薏苡子	種仁	根
	5. 兔絲子	種子	汁
	6. 茺蔚子	子實	莖
	7. 雲實	種子	華
	8. 旋華	花	根
	9. 蔓荊實	果實	小荊實
	10. 桑上寄生	枝葉	實
	11. 龍骨	骨骼	龍齒
	12. 牛黃	膽結石	牛角鰓（骨質角髓）、牛髓（骨髓）、膽
	13. 蜂子	蜜蜂的幼蟲	大黃蜂子、土蜂子
	14. 丹雄雞		頭、肪、雞腸、肶胵、裏黃皮、矢白、翮羽、雞子、雞白蠹
	15. 大棗	果實	葉
	16. 麻蕡	果穗	麻子
中品	1. 鐵落	鐵屑	鐵、鐵精（鐵爐中的灰燼）
	2. 吳茱萸	果實	根
	3. 乾薑	乾燥品	生薑（生品）
	4. 葛根	塊根	葛穀（種子）
	5. 竹葉	葉	根、汁、實
	6. 桑根白皮	根皮	葉、桑耳（生於桑上之菌耳）
	7. 茅根	根莖	苗
	8. 蠡實	種子	華葉
	9. 白馬莖	外生殖器	眼、懸蹄
	10. 牡狗陰莖	外生殖器	膽
	11. 鹿茸	未骨化幼角	角
	12. 蓼實	果實	馬蓼（莖）
	13. 大豆黃卷	黑大豆種子芽	生大豆、赤小豆
下品	1. 鹵鹹	鹽鹵結晶	戎鹽（石鹽結晶）、大鹽（粗粒製食鹽）
	2. 郁核	種子	根
	3. 柳華	花	葉、實、子汁

	4. 桐葉	葉	皮、華
	5. 梓白皮	根皮或樹皮	華葉
	6. 青葙	莖葉	子
	7. 石南草	葉	實
	8. 豬卵	睪丸	豬懸蹄
	9. 石蠶	幼蟲	肉
	10. 桃核	種子	華、梟、毛、蠹

二、同類分條

藥物的來源相同，但因形狀、生長部位、成色、產地、精粗有異，以致所含成分或主治功能有不盡相同者，《本經》皆分別條品。而不少同類分條的藥物其成分、功能亦有相近處。

三　品	藥　物	同異	說　　明
上　品	空　青 曾　青 白　青 扁　青	同	來源：皆碳酸鹽類礦物，藍銅礦的礦石。
			功能：皆主「明目」。
		異	生成形狀有別：空青——球形中空狀。曾青——層狀。白青——鐵珠狀。扁青——板狀。
			性味：空青——甘寒。曾青——酸小寒。白青——甘平。扁青——甘平。

陶弘景曰：「（曾青）與空青同山，療體亦相似，……色理小類空青。」（《本草經集注．卷2》）李時珍曰：「本草所載扁青、層青、碧青、白青，皆其類耳。」（《本草綱目．卷10》）

三　品	藥　物	同異	說　　明
上　品	太一禹餘糧 禹餘糧	同	來源：蘇敬《新修本草．卷3》注曰：「太一餘糧及禹餘糧一物，而以精粗爲名爾。」
			功用：治欬逆、血閉、癥瘕
		異	性味：太一禹餘糧——甘平；禹餘糧——甘寒。

陶弘景曰：「（禹餘糧、太一禹餘糧）療體亦相似。」（《本草經集注．卷2》）

此外，青芝、赤芝、黃芝、白芝、黑芝、紫芝皆係靈芝，而以色分條，性味隨主色而異，其效能亦各入主色之臟。

三　品	藥　物	同異	說　　明
上　品	箘桂 牡桂	同	來源：皆樟科植物，今稱肉桂者的樹皮。
			性味：皆辛溫
			功能：久服皆能輕身不老。
		異	形狀：箘桂──皮呈二至三重捲縮；牡桂──皮呈半捲或板狀。
			功能：箘桂治百疾、養精神、和顏色。牡桂──治上氣欬逆、結氣、喉痺等。
	蒲黃 香蒲	同	來源：皆香蒲植物。
			性味：皆甘平。
		異	部位：蒲黃爲花粉；香蒲爲全草。
			功能：蒲黃治心腹膀胱寒熱、利小便等；香蒲治五臟、心下邪氣、堅齒。
	徐長卿 石下長卿	同	來源：皆蘿藦科植物的全草。
			功能：皆能治療「鬼物百精、蠱毒、邪惡氣。」
		異	命名：一以首先使用者命名；一以生長於石間者命名。
			歸品：一入上品，一入下品。
			性味：徐長卿味辛溫；石下長卿味鹹平。
	青蘘 胡麻	同	來源：皆胡麻植物。
			功能：有益於「五臟」、「氣力」、「髓腦」。
		異	部位：青蘘爲葉的部分，胡麻乃種子。
			性味：青蘘味甘寒；胡麻味甘平。
			藥效：青蘘治風寒濕痺、堅筋骨；胡麻治傷中虛羸、長肌肉。
	秦椒 蜀椒	同	來源：皆芸香科山椒類的果實。
			性味：皆辛溫。
			功能：皆能「溫中」、「除寒痺」、「治邪氣」。
		異	產地：一產泰山秦嶺；一產巴蜀。
			歸品：一入上品，一入下品。
	石鍾乳 殷孽 孔公孽	同	來源：鍾乳石的礦石。
		異	形狀、部位：一爲凝結的冰柱、一爲粗大根盤、一爲根盤下中空狀較細的部分。
			性味：前者味甘溫；後二者味辛溫。
			功能有不同。

中　品	芎藭 蘼蕪	同	來源：皆繖形科川芎植物。
			性味：皆辛溫。
		異	功能：芎藭主中風入腦、頭痛、寒痺；蘼蕪主欬逆、定驚氣等等。
	紫菀 女菀	同	來源：菊科紫菀及其同屬植物。
			功能：皆能治療風寒咳逆。
		異	顏色：一紫一白。
			性味：紫菀味苦溫；女菀味辛溫。
			歸品：紫菀入中品，女菀入下品。
			功能稍有不同。
	伏翼 天鼠矢	同	來源：蝙蝠。
		異	部位：一爲全體，一爲糞便。
			性味：伏翼味鹹平，天鼠矢味辛寒。
			歸品：一入中品，一入下品。
			功能有不同。
	赤小豆 腐婢〔註102〕	同	來源：赤小豆。
			功能：皆「利水」。
		異	部位：一爲種子，一爲花。
			性味：赤小豆味甘酸平；腐婢味辛平。
			歸品：一入中品，一入下品。
			功能有不同。
下　品	天雄〔註103〕 烏頭〔註104〕 附子	同	來源：毛茛科烏頭類植物。
			性味：皆辛溫。
			功能：皆能治療風寒濕痺、四肢拘攣。
		異	部位：烏頭爲母根、附子爲烏頭根旁附生的塊根、天雄爲附子旁生出的細長根莖。
			功能有不同處。

〔註102〕陶弘景曰：「花用異實，故其類不得同品。」(《本草經集注·卷7·腐婢》)

〔註103〕陶弘景曰：「(天雄)與烏頭、附子三種，本出建平，故謂之三建。……凡此三建，俗中乃是同根，而《本經》分生三處，當各有所宜故也。(《本草經集注·卷5·天雄、附子》)

〔註104〕烏頭功同附子而稍緩，張山雷曰：「川烏頭即附子之母，既已茁長莖苗花葉，而又旁生附子，母氣已薄，故功用同於附子，而力量較輕，反不如附子之雄烈。且以其發泄之餘，形質已鬆，故專能散外寒、行經宣絡，與附子堅實之質，長於溫中、溫下者，功力亦有不同。」見《中國藥學大辭典·川烏》頁146。《本草備要》曰：「附子性重峻，溫脾逐寒；烏頭性輕疎，溫脾逐風。寒疾宜附子，風疾宜烏頭。」清、黃宮繡《本草求眞》曰：「天雄其尖向下，能補下焦命門陽虛。」鄒澍《本經疏證》曰：「凡欲走者，以附子爲佳；欲其守者，以天雄爲善。」

	恆山 蜀漆	同	來源：虎耳科黃常山植物。
			功能：皆能除痰、截瘧、治鬼毒。
		異	部位：恆山爲根、蜀漆爲苗。
			性味：恆山味苦寒、蜀漆味辛平。
	連翹 翹根	同	來源：木犀科連翹植物。
			功能：皆能除熱。
		異	部位：連翹爲果實，翹根爲其根。
			性味：連翹味苦平，翹根味甘寒。
			功能：連翹治寒熱、鼠瘻、瘰癧、癰腫、惡瘡、癭瘤、蠱毒。 翹根益陰精、令人面悅好、明目。

三、異類共條

下品的粉錫、錫鏡鼻共條，陶弘景注曰：「云此物（自按：指錫鏡鼻）與胡粉異類，而今共條，當以其非止成一藥，故以附見錫品中也。」（《重修政和經史證類備用本草．卷五．玉石部下品》）意思是說，粉錫是鉛所作的胡粉，即鉛粉、白粉〔註 105〕；而錫鏡鼻乃銅、錫混合作成的古銅鏡鼻，藥用時燒至紅赤，放入酒或醋中，如此出入百遍，再搗成粉末用〔註 106〕，因有這層關係，所以是「異類共條」。

郁核乃薔薇科植物、鼠李爲鼠李科植物，亦係異類共條。六畜毛蹄甲、鼺鼠共條，陶弘景注曰：「六畜謂馬、牛、羊、豬、狗、雞也。……馬、牛、羊、雞、豬、狗毛蹄，亦以各出其身之品類中，所主療，不必同此矣。」又曰：「此鼺鼠別類而同一條中，當以其是皮毛之物，今亦在副品限也。」（《本草經集注．卷 6》）意思是說，六畜毛蹄甲、鼺鼠藥用皆取其皮毛，所以「異類同條」。

文蛤係文蛤科，海蛤乃簾蛤科幾種海蛤的貝殼。李時珍說：「海中蛤蚌名色雖殊，性味相類，功用亦同，無甚分別也。」〔註 107〕所以中品海蛤與文蛤共條，陶弘景注曰：「文蛤小大而有紫斑，此即異類而同條，今以爲附見而在副品限也。凡有四物如此。」（《本草經集注．卷 6》）

四、異類分條

根據來源不同之藥物而分條，《神農本草經》大部分藥物之組織原則皆屬於此。

〔註 105〕見陳存仁《中國藥學大辭典》上，白粉，頁 410。
〔註 106〕見陳存仁《中國藥學大辭典》上，古鏡鼻，頁 318。
〔註 107〕引自陳存仁《中國藥學大辭典》下，頁 995。

換言之，凡不在前述一、二、三種之列者，皆屬於本項之組織法。

《本經》來源不同之藥物，大抵依照玉石、草、木、獸、禽、蟲、魚、果、米穀、菜順序排列，既有科學的分類雛形，亦方便後來者檢索之用。

總結本章《神農本草經》藥品之研究，其藥材來源以野外採集爲大宗，藥材分佈以低海拔的山谷、川谷爲主，其次才是池澤、川澤的水域。植物性藥材包括根、莖、花、葉、果實、種子、全草；動物性藥材應用到毛皮、骨角、甲殼、肉、髓、膽、卵、脂、蹄、分泌物或者全體；礦物性藥材涵蓋金屬礦物、非金屬礦物。

《神農本草經》藥物之得名，與其形、質、色、能、氣、味、聲、生長時、生長地、入藥部位或加工炮炙有關。《本經》的藥物療效，作用於人體上、下、內、外諸部位，其對治的病症，涵蓋現代醫學所謂的內科、眼科、耳鼻喉科、齒科、骨科、胸腔內科、胃腸肝膽科、皮膚科、腎藏內科、婦科、兒科、腦神經內科、心藏科等。

《神農本草經》藥物的組織，井然而有條理。「異類分條」係構成《本經》藥品數量最多的組織原則。「異類共條」係二種不同的藥物其組成成分有相同者、或二種以上的藥物取其同樣的部位、或性味相類功用相同者。「同類共條」，係同一藥之不同部位或生熟加工處理之別而繫入同條者。「同類分條」，乃來源相同的藥物，但因形狀、產地、成色、生長部位、精粗有異，以致分條者。

所以說，《神農本草經》關於藥物的基本知識、內容安排乃至組織原則，具有一定的科學性、系統性和開創性。

第六章　《神農本草經》的價值

《神農本草經》是現存最古的本草專著，爲我國本草發展的基礎，具有重要的歷史意義。該書成自多人之手，藥品來源亦歷經百千年而逐漸形成。今日的重輯定本經文所以體例一定、文體一致，主要是南朝‧陶弘景的整理校定之功。

《神農本草經》的療效主治涉及不少神仙精鬼之說，至今許多人斥之爲謬妄、迷信，連帶地全盤否定該書的可信度。本文第二章對中國的神祕醫學嘗試作回顧性的探索，目的在使人平心理解：早期藥書當中的非理性部份，其實是文化的反映。

如果，將《神農本草經》視爲本草歷史長流的發源，進入到明、清時代的《本草綱目》、《本草備要》，幾乎完全祛除神仙精鬼的非理性藥效說，本草的發展已邁向理性的階段。

《神農本草經》所記載藥物大部分仍爲現代中醫常用藥，療效確實，詞簡而旨深，有著重要的實用價值。〔註 1〕

第一節　藥效記載可靠

《神農本草經》記載的藥效主治，乃早期臨床經驗的總結，歷經二千多年的反復驗證，具有經驗性的科學意義。如《神農本草經》記載治黃疸藥有 8 種，其中茵陳、黃芩、黃柏等至今仍爲治療濕熱發黃的要藥。又書中提及麻黃平喘，已爲近代科學實驗研究所證實。再如書中有黃連治痢的記載，現代黃連（或小蘗鹼）被廣泛應用在治療細菌性痢疾、腸傷寒、肺結核、流行性腦脊髓膜炎、潰瘍性結腸炎等。這些從實驗中總結出來的寶貴經驗，反映了《神農本草經》一書的科學價值。

〔註 1〕見尚志鈞等著《歷代中藥文獻精華》，頁 149。

原書共載藥物三百六十五種，其中植物藥二百五十一種，動物藥六十五種，礦物藥四十一種，這些藥大多療效確實，至今仍被使用，其中涉及病症約一百七十多種，包括了內、外，婦，眼、耳、喉、齒等各科的疾病，對於有毒性的藥物，強調必須從小劑量開始，逐漸增加劑量，以免造成藥物中毒的後果，其原則是「若用毒藥療病，先起如黍栗，病去即止；不去，倍之；不去，十之，取去爲度」。對於服藥也有規定：「病在胸膈以上者，先食後服藥；在心腹以下者，先服藥而後食；病在四肢血脈者，宜空腹而在旦；病在骨髓者，宜飽滿而在夜。」因東漢時期盛行讖緯神學，故書中時見如：「久服神仙不死」，「主殺鬼」，「能行水上」等用詞，這些都是現今我們可以捨棄不用的。

本論文首章提到，《神農本草經》的藥品，南朝・陶弘景《神農本草經》，唐・蘇敬等《新修本草》，宋・劉翰等《開寶本草》，掌禹錫《嘉祐補注本草》，唐慎微《大觀本草》，曹孝忠等《重修政和本草》皆收錄之，謂之「本經正品」。明朝李時珍《本草綱目》除藥實根、別羈二藥不錄，其餘各品藥亦皆收錄；到清朝・汪昂《本草備要》仍保留《本經》藥品 231 種。臺灣地區的《本經》藥材有 265 種，其中適合本土開發及大量栽培有 180 種。民國 82～83 年，謝文全先生曾作過問卷調查，統計分析顯示，至今以單味型態使用者仍有 191 種，以處方型態使用有 248 種。中國醫藥學院附設醫院，自民國 81 年～83 年之常用方劑當中，仍然有 168 種的《本經》藥品經常在調製配用。〔註 2〕

近來國內醫學院相關研究所，部分涉及《神農本草經》之藥材研究者，或者作藥材資源之調查，或者作組織細胞之培養，或者作炮製之研究，或者作本草之考察，或者作藥理作用之研究，或者作化學成分之分析等等。如中國醫藥學院中國藥學研究所，有硫黃、沙參、車前子、梔子、薯蕷、商陸、酸棗仁、藜蘆、芍藥、半夏、桔梗、黃蘗、爵床、桃仁、川芎、白及、石韋、白芷、當歸、杏仁、貝母、桑寄生、遠志、大麻、黃連、五味子、犀角、甘草〔註 3〕、青木香、石斛、柴胡、黃耆、厚朴、防己、丹參、知母、牛膝、玄參、黃芩〔註 4〕等專門研究論文。中國醫學研究所，有車前子、甘遂、葶藶子、吳茱萸、海藻、桑葉、草決明、獨活、羌活等研究論文〔註 5〕。藥物化學研究所，有人參、澤瀉、紫草、白朮、

〔註 2〕見謝文全《神農本草經之考察與重輯》，頁 218～242。

〔註 3〕見中國醫藥學院中國藥學研究所編印《那琦教授倫泰博士榮退專輯》，民國 84 年 1 月 10 日，頁 39。

〔註 4〕見民國 85 年暨其以前之全國博碩士論文。

〔註 5〕如何文土《車前子、甘遂、葶藶子、吳茱萸粗提取液藥理作用之研究》，中國醫藥學院中國醫學研究所，民國 68 年 5 月碩士論文。本條暨其他研究論文，可詳細參考〔註

大黃、刺蒺藜、赤芝等研究論文〔註6〕。臺北醫學院藥學研究所，有紫參、龍眼、蜂蜜、蒼耳等研究論文〔註7〕。生藥學研究所有桑寄生、桑白皮、鹿茸、黃芩、甘草等研究論文〔註8〕。醫學研究所有苦菜之研究論文〔註9〕。細胞及分子生物研究所有鱧魚之研究論文〔註10〕。陽明醫學院相關研究所，有枳殼、芫花、靈芝、茯苓之研究論文〔註11〕。國防醫學院相關研究所，有皂莢、天門冬、牡丹皮等研究論文〔註12〕。

以上這些研究對象，都是《神農本草經》當中的藥材，如今被賦與可實驗性、科學性的時代意義，此一現象，相當可喜，這樣的工作，值得繼續。

第二節　本草體例的確立

《本經》藥品內容，所條列的藥物名稱、別名、性味、生長環境、主治功效，目隨綱舉，較好地解決了藥物匯集的編寫體例，井井有條地展示了中藥的性能歸類。這種上、中、下三品之分雖然比較原始，但已初步展現藥物分類之端倪。後世許多綜合性本草著作，如南朝．陶弘景《本草經集注》、唐代《新修本草》、宋代《證類本草》都是在它的基礎上增補而成。《本草綱目》當中，有「主藥名」、「釋名」、「氣味」、「主治」，備述歷代本草關於藥物的名稱、產地、成色、形狀、生長環境、性味、藥效等；《本草備要》記載諸藥之名稱、性味、藥效、品質、配伍等。以上這些本草書，都是在《神農本草經》的基礎上增廣規模，一步步建立，逐漸修訂完備。

4〕。

〔註6〕如李正常《人參抗血小板成分之研究》，中國醫藥學院藥物化學研究所，民國77年6月碩士論文。本條暨其他研究論文，可詳細參考〔註4〕。

〔註7〕如周子昌《野生蜂與養殖蜂所產蜂蜜的糖類含量分析》，臺北醫學院藥學研究所，民國83年6月碩士論文。本條暨其他論文，可詳細參考〔註4〕。

〔註8〕陳政廷《免疫調節中藥材之研究第一報桑寄生及桑白皮》，臺北醫學院生藥學研究所，民國83年6月碩士論文。本條暨其他論文，可詳細參考〔註4〕

〔註9〕陳蕙如《苦茶子中溶血因子的分離性與活性分析》，臺北醫學院醫學研究所，民國85年6月碩士論文。

〔註10〕莊碧簪《鱧魚血紅蛋白之分子演化及功能適應性研究》，臺北醫學院細胞及分子生物研究所，民國85年6月碩士論文。

〔註11〕蔡忠昇《藥用眞菌茯苓生物活性的研究》，國立陽明大學生物藥學研究所，民國85年6月碩士論文。其他爲陽明醫學院傳統醫藥學研究所、藥理學研究所、生物化學研究所的相關碩士論文。可詳細參考〔註4〕。

〔註12〕丁秀玉《牡丹皮之化學成分研究》，國防醫學院藥學研究所，民國83年6月碩士論文。其他爲生物化學研究所的相關碩士論文，可詳細參考〔註4〕。

第三節　三品分類法的貢獻

《神農本草經》以養命、養性、治病三種功效，將藥物歸併爲上、中、下三品，繼續《神農本草經》之後，陶弘景開創了藥物按自然屬性來分類的方法，其《本草經集注》分藥物爲玉石、草木、蟲獸、果、菜、米食六類，而在各類之中，又分上、中、下三品，仍然保留《本經》三品分類的內容。從文獻意義上說，《本草經集注》在不影響自然分類的前提下，保存了《本經》按效用分類的面貌，爲爾後唐、宋本草所繼承發展。如今常用藥品按解表藥、瀉下藥、清熱藥、利水滲濕藥、祛風濕藥、溫裏祛寒藥、芳香化濕藥、理氣藥、理血藥、補養藥、收歛藥、安神藥、芳香開竅藥、熄風鎭痙藥、化痰止咳藥、消導藥、驅蟲藥、殺蟲殺菌藥、催吐藥、外用藥等等〔註 13〕來分類的藥物書，就是在古典的基礎上作更科學深入的細分，這種效用的分類法即濫觴於《神農本草經》。

第四節　編輯之形式及影響

《神農本草經》將序錄和具體藥物各自分立，形成總論和分論的書籍形式，此一編輯形式影響陶弘景以後的本草專著，以至於今。陶弘景《本草經集注》，卷 1 爲序例，卷 2～卷 7 列述藥品的內容，唐、宋本草沿用之。明・李時珍《本草綱目》亦分出序例、水部、火部、土部、金石部、草部等等總論和十六部各論的形式。清・汪昂《本草備要》當中，「藥性總義」相當於序錄，下分草、木、果、金石水土、禽獸、鱗介魚蟲、人等各部分論諸藥。民國以來的藥材學專書，不少本此總論、各論之形式來編輯〔註 14〕，當然現今常用藥品手冊亦不例外〔註 15〕。

〔註 13〕見許鴻源等著《簡明藥材約》、凌一揆《中藥學》。
〔註 14〕啓業書局《中國藥材學》，許鴻源等著《簡明藥材學》。
〔註 15〕蔡靖彥《常用藥品手冊》、陳長安《常用藥物治療手冊》。

第七章　結　論

《神農本草經》託名神農所作，是一部中藥的專門著作，取藥物中最常見的種類——根根草草，作為中藥整體的代稱。該書歷經百千年的充實整理，最晚到東漢已出現不同的傳本。南朝・陶弘景加以系統的整理，才成爲體例畫一的定本，是爲校定《神農本草經》三卷；爾後他又就校定三卷本加以注釋，即《集注神農本草經》七卷。由於唐宋本草的編輯方式，使得《神農本草經》單行本逐漸已佚。

明朝・盧復的《本草正經》，是現存最早的《神農本草經》輯本。清代乾嘉時期的考據學風，鼓動輯注《神農本草經》的熱潮，其中卓然有成的是孫星衍的輯本。至於海外，以日本的森立之輯本最接近《本經》原貌，此即本論文採用日本・森立之重輯《神農本草經》爲研究底本的原因。

《神農本草經》的藥品內容，攙雜著理性與迷信的色彩，這與中國醫療文化史不無相關。自殷商時代，以巫術占卜祈禱逐疫，直到周朝，遺風猶存。戰國中期以後，流行神仙思想，發展出一套求仙的方法，稱爲方術。《方術列傳》集結兩漢醫病驅鬼預言奇幻的故事；《列仙傳》則是戰國至兩漢求仙採藥故事的總結集。東漢末，道教結合神仙說與道家思想，影響到兩晉至南北朝的醫學思想。另一方面，周朝已建立完整的官醫制度，春秋戰國時代，諸侯各國設置醫師，漢魏兩晉沿用不墜。東漢太醫令編制，不僅較前期龐大，分科亦甚精密。民間家傳式及師徒式的醫學教育，同時兼顧醫術及醫德，醫藥人才的選擇、培養及傳承，十分謹慎用心且嚴格。

這樣富有民族特色的醫學發展經驗，使得《神農本草經》的藥品內容，交揉著理性與迷信的成分。雖然現今已有不少藥材的主治療效，獲得科學的實證，但部分神祕性、誇張性的描述，相對地引起排詆的聲浪。

《本經》藥物療效接受陰陽五行思想的指導，如《本經・上品》云，五色石脂「各隨五色補五臟」；又云：「青芝，補肝益」、「赤芝，補心氣」、「黃芝，益脾氣」、

「白芝，益肺氣」、「黑芝，益腎氣」。《本經・中品》云：「玄參，（按以其色黑）補腎氣。」所謂「氣味辛甘發散爲陽，酸苦涌泄爲陰」，辛味藥大多是溫熱性的，如牡桂、細辛、乾薑；苦味藥大多是寒涼性的，如苦參、黃連、大黃。治療熱證的藥物一般屬於寒性或涼性，治療寒證的藥物一般屬於熱性或溫性，這就是〈序錄〉說的：「治寒以熱藥，治熱以寒藥。」利用藥物性氣之偏，以調治人身之氣的偏盛偏衰，達到陰陽平衡。

《神農本草經・序錄》是中國第一篇的藥物學專論，記載古時到漢代的用藥知識、方劑配伍、藥物的性質、藥物之間的交互作用、影響藥材品質的因素、藥物的多種劑型、用藥與治病的基本原則等等，對於後世本草理論的發展影響很大。

《神農本草經》的藥物以野外採集爲大宗，其得名的根據具有深刻的人文內涵與意義，絕非憑空捏造，無的放矢。藥品的排列組織，亦富有系統性與科學性。《神農本草經》的多種產物，經過現代科學實驗不斷證實其療效，其中有 168 種藥品到現在中醫內科仍然在經常使用。

另一方面，該書受到「天人合一」宇宙自然觀的局限，以「三百六十五」的定數收載藥物，使不少藥物未能收錄。利用天、人、地，將藥物歸納爲養命藥、養性藥、治病藥，也是受到「天人合一」思想的影響。古人認爲人與萬物其性相通互補，例如「伏苓」，李時珍云：「史記龜策列傳作茯靈，蓋松之神靈之氣，伏結而成。」松柏長青，因此服用「伏苓」，可以「不飢延年」。魏晉人認爲「服金者壽如金，服玉者壽如玉」，物性有著互相滲透的作用，如《神農本草經》記載丹砂與水銀相互轉化、可逆的特性，使古人認爲服後可返老還童，所以該書說此二藥：「久服通神明不老」、「久服神仙不死」。另外書中也習見：「久服神仙不死」、「久服能行水上」，這些都是囿於當時的長生觀與藥理說，而導致的錯誤認知。

儘管如此，《本經》作爲我國現存最早的藥學專著，對戰國至東漢時期的用藥經驗和藥物學知識作了系統而全面的總結，從本草學的基本知識和理論到編撰體例和內容安排，都具有一定的科學性、系統性和開創性，因而一直被奉爲本草學的經典著作，堪稱集東漢以前本草學之大成，甚至至今仍是學習中醫中藥的重要參考書。

最後，中藥的治療功效很多是依據其入藥部位與人體內在的聯繫，「取像比類」、「以形補形」，筆者在未來將全面探討《神農本草經》藥物療效的取像比類法，這是自我期許的努力標的。

參考書目

壹、專　著

一、醫藥類

（一）本　草

1. 《神農本草經》，（魏）吳普等述，（清）孫星衍、孫馮翼同輯，臺北：藝文，收在《原刻景印百部叢書集成》，民國54年～56年出版。
2. 《神農本草經》，（魏）吳普等述，（清）孫星衍、孫馮翼同輯，臺北：中華，收在四部備要，民國76年6月臺5版。
3. 《神農本草經》，（魏）吳普等述，（清）孫星衍、孫馮翼同輯，臺灣：商務，收在叢書集成簡編，民國54年12月臺1版。
4. 《神農本草經》，（魏）吳普等述，（清）孫星衍、孫馮翼同輯，臺北：牛頓，收在中國醫學大成，民國79年7月初版。
5. 《神農本草經》，（魏）吳普等述，（清）黃奭輯，臺北：藝文，民國60年初版。
6. 《神農本草經》，日本・森立之重輯，上海：群聯，民國44年4月第1版。
7. 《神農本草經校證》，王筠默、王恆芬輯著，吉林：科學技術，1988年12月第1版。
8. 《本草經輯注》，曹元宇輯注，上海：科學技術，1987年11月第1版。
9. 《神農本草經輯注》，馬繼興主編，北京：人民衛生，1995年12月第1版。
10. 《神農本草經》，蔡陸仙編輯，臺北：新文豐，中國醫藥匯海經部第1種，民國67年初版。
11. 《本草經集注》，（齊）陶弘景校注，日本・小島尚眞、森立之重輯，岡西爲人訂補、解題，日本：南大阪，昭和47（1972）年出版。
12. 《重輯名醫別錄》，那琦、謝文全重輯，臺中：私立中國醫藥學院中國藥學研究所，民國66年6月初版。

13. 《重輯新修本草》，日本・岡西爲人重輯，臺北：國立中國醫藥研究所，民國 71 年 6 月再版。
14. 《重輯嘉祐補註神農本草》，（宋）掌禹錫等編著，那琦、謝文全、李一宏重輯，臺中：私立中國醫藥學院中國藥學研究所，民國 78 年 6 月出版。
15. 《經史證類大觀本草》，（宋）唐愼微等編著，臺北：國立中國醫藥研究所，民國 75 年 6 月再版。
16. 《重修政和經史證類備用本草》，（宋）曹孝忠等編著，臺北：南天，民國 65 年 8 月景印。
17. 《本草綱目》，（明）李時珍，臺北：國立中國醫藥研究所，民國 77 年 10 月 3 版。
18. 《本草蒙筌》，（明）陳嘉謨，北京：人民衛生，1988 年 5 月第 1 版。
19. 《本草備要》，（清）汪昂，臺中：瑞成，民國 69 年 8 月再版。
20. 《本草學》，那琦，臺北：南天，民國 71 年 2 月增訂版。
21. 《本草學總論》，謝文全，臺中：私立中國醫藥學院中國藥學研究所，民國 72 年 12 月初版。
22. 《中國本草學》，張挹夫，臺北：國立中國醫藥研究所，民國 76 年 3 月再版。
23. 《本草研究入門》，莊兆祥、關培生、江潤祥編著，香港：中文大學，1983 年初版。

（二）非本草

1. 《內經素問》，（唐）王冰注，（宋）林億、孫奇、高保衡校正，臺北：中華，收在四部備要，民國 76 年 6 月臺 8 版。
2. 《靈樞經》，（唐）王冰注，臺北：中華，收在四部備要，民國 76 年 6 月臺 9 版。
3. 《內經知要》，（明）李中梓，臺北：新文豐，民國 78 年 10 月臺 4 版。
4. 《黃帝內經素問新解》，陳太義、莊宏達編著，臺北：國立中國醫藥研究所，民國 84 年 2 月初版。
5. 《內經新解》，莊宏達，臺北：志遠，民國 82 年 5 月 4 版。
6. 《靈樞經校釋》，河北醫學院校釋，北京：人民衛生，1995 年 11 月第 1 版第 4 次印刷。
7. 《類經》，（明）張介賓，北京：人民衛生，1995 年 7 月第 1 版第 6 次印刷。
8. 《傷寒論》，（漢）張機著，（晉）王叔和撰次，（宋）成無己註，（明）汪濟川校正，臺北：中華，收在四部備要，民國 76 年 6 月臺 7 版。
9. 《金匱玉函要略方論》，（漢）張機述，（晉）王叔和集，（宋）林億等詮次，臺北：中華，收在四部備要，民國 81 年 1 月 7 版 2 刷。
10. 《新校版仲景全書傷寒論注》，（清）吳謙纂修，臺北：立得，收在醫宗金鑑，民國 74 年 7 月 4 版。

11. 《新校版仲景全書金匱要略注》，（清）吳謙纂修，臺北：立得，收在醫宗金鑒，民國 74 年 7 月 4 版。
12. 《傷寒論講義》，李培生主編，上海：科學技術，1986 年 4 月第 2 次印刷。
13. 《金匱要略新解》，何東燦編著，臺北：國立中國醫藥研究所，民國 82 年 6 月初版。
14. 《備急千金要方》，（唐）孫思邈，臺北：宏業，民國 76 年 6 月版。
15. 《武威漢代醫簡》，甘肅省博物館、武威縣文化館合編，北京：文物，1975 年 10 月第 1 版。
16. 《馬王堆醫書考注》，周一謀、蕭佐桃主編，臺北：樂群，1989 年 12 月初版。
17. 《醫心方》，日本・丹波康賴著，李永熾譯，張禮文校訂，臺北：新文豐，民國 65 年出版。
18. 《古今醫統大全》，（明）徐春甫，臺北：新文豐，民國 67 年 6 月出版。
19. 《中醫學入門》，陳德生，臺北：文光，民國 79 年 5 月再版。
20. 《中國醫學史》，陳存仁編著，許鴻源、畢毬・威廉編譯，臺北：新醫藥，民國 66 年 12 月初版。
21. 《中國醫學史》，陳邦賢，臺北：廣文，民國 68 年 5 月初版。
22. 《中國醫學史》，陳邦賢，臺灣：商務，民國 81 年 11 月臺 1 版第 7 次印刷。
23. 《中華醫藥學史》，鄭曼青、林品石編著，臺灣：商務，民國 76 年 9 月 2 版。
24. 《中國醫學史》，劉伯驥，臺北：華岡，民國 63 年 10 月出版。
25. 《中國醫學史》，史仲序，臺北：正中，民國 82 年 3 月臺初版第 4 次印行。
26. 《中國醫學史》，甄志亞，臺北：迅雷，民國 78 年 3 月初版。
27. 《醫學史概論》，ackerknecht 著，戴榮鈐譯，臺北：國立中國醫藥研究所，民國 72 年 3 月再版。
28. 《中華醫藥史話》，不著作者，臺北：明文，民國 72 年 7 月初版。
29. 《中醫的科學原理》，陳華，臺灣：商務，1994 年 10 月臺灣初版第 3 次印刷。
30. 《中國古代的醫藥衛生》，魏子孝、聶莉芳，臺灣：商務，1994 年 8 月初版第 1 次印刷。
31. 《對中國醫藥之願望》，陳立夫講述，臺中：私立中國醫藥學院，民國 79 年 10 月第 5 版。
32. 《易學應用之研究第一輯》，陳立夫主編，臺灣：中華，民國 81 年 2 月 5 版 2 刷。
33. 《陰陽學衡》，沈默士，香港：東南亞研究所，民國 55 年 5 月初版。
34. 《中國醫學與周易原理》，黃自元，北京：中國醫藥科技，民國 78 年 10 月第 1 次印刷。
35. 《醫學・心理與民俗》，陳勝崑，臺北：健康世界，民國 71 年 3 月初版。
36. 《中藥方入門》，日本・難波恆雄著，鄭石彥編譯，臺北：啓台圖書，民國 77

年 1 月初版。
37. 《藥物》，沃爾特・莫德爾、艾爾弗雷德・蘭辛與時代生活叢書編輯合著，許世雄譯，紐約：時代，1975 年授權中文版。
38. 《中藥的正確用法》，日本・山內愼一，臺北：武陵，民國 79 年 2 月初版。
39. 《中國藥材學》，不著作者，臺北：啓業，民國 76 年 7 月 4 版。
40. 《簡明藥材學》，許鴻源、陳玉盤、許順吉、許照信、陳建志、張憲昌，臺北：新醫藥，民國 74 年 1 月初版。
41. 《藥理學》，陳岱全，臺北：合記圖書，民國 63 年 8 月 2 版。
42. 《解剖生理學》，Barbara R.Landau 著，洪茂雄譯，臺北：徐氏基金會，民國 61 年 1 月 3 版。
43. 《解剖生理學》，顏元仲，臺北：中央圖書，民國 83 年 5 月第 14 刷。
44. 《諸病源候論》，（隋）巢元方，臺北：國立中國醫藥研究所，民國 70 年 9 月 3 版。
45. 《病理學》，朱邦猷，臺北：中央圖書，民國 78 年 8 月第 4 刷。
46. 《四診心法》，（清）吳謙纂修，臺北：文光，民國 75 年 1 月再版。

二、非醫藥類

1. 《毛詩正義》，（漢）毛亨傳、鄭玄箋，（唐）孔穎達等正義，臺北：藝文，十三經注疏本（影印清嘉慶重刻宋本），民國 71 年 8 月 9 版。
2. 《周易正義》，（魏）王弼、（晉）韓康伯注，（唐）孔穎達等正義，臺北：藝文，十三經注疏本（影印清嘉慶重刻宋本），民國 71 年 8 月 9 版。
3. 《周禮注疏》，（漢）鄭玄注，（唐）賈公彥疏，臺北：藝文，十三經注疏本（影印清嘉慶重刻宋本），民國 71 年 8 月 9 版。
4. 《禮記正義》，（漢）鄭玄注，（唐）孔穎達等正義，臺北：藝文，十三經注疏本（影印清嘉慶重刻宋本），民國 71 年 8 月 9 版。
5. 《春秋左傳正義》，（晉）杜預注，（唐）孔穎達等正義，臺北：藝文，十三經注疏本（影印清嘉慶重刻宋本），民國 71 年 8 月 9 版。
6. 《論語注疏》，（魏）何晏等注，（宋）邢昺疏，臺北：藝文，十三經注疏本（影印清嘉慶重刻宋本），民國 71 年 8 月 9 版。
7. 《孟子注疏》，（漢）趙岐注，（宋）孫奭疏，臺北：藝文，十三經注疏本（影印清嘉慶重刻宋本），民國 71 年 8 月 9 版。
8. 《爾雅注疏》，（晉）郭璞注，（宋）邢昺疏，臺北：藝文，十三經注疏本（影印清嘉慶重刻宋本），民國 71 年 8 月 9 版。。
9. 《羣經平議》，（清）俞樾，臺北：復興，收在皇清經解續編第 20 冊，民國 61 年 11 月初版。
10. 《毛詩草木鳥獸蟲魚疏》，（晉）陸璣，臺灣：商務，收在叢書集成簡編，民國

55 年 6 月臺 1 版。
11. 《詩經通釋》，王靜芝，臺北：輔仁大學文學院，民國 70 年 10 月 8 版。
12. 《周易今註今譯》，南懷瑾、徐芹庭註譯，臺灣：商務，民國 75 年 4 月修訂 2 版。
13. 《周禮今註今譯》，林尹註譯，臺灣：商務，民國 81 年 11 月初版第 6 次印刷。
14. 《禮記今註今譯》，王夢鷗註譯，臺灣：商務，1995 年 4 月修訂版第 6 次印刷。
15. 《說文解字注》，（漢）許慎撰，（清）段玉裁注，臺北：漢京，民國 69 年 3 月初版。
16. 《國語》，（周）左丘明著，上海師範大學古籍整理組校點，臺北：里仁，民國 70 年 12 月出版。
17. 《史記會注考證》，（漢）司馬遷撰，（宋）裴駰集解，（唐）司馬貞索隱，（唐）張守節正義，（日本）瀧川資言考證，臺北：洪氏，民國 74 年 9 月版。
18. 《新校漢書集注》，（漢）班固撰，（唐）顏師古注，臺北：世界，民國 67 年 11 月 3 版。
19. 《後漢書》，（宋）范曄撰，（唐）李賢等注，臺北：洪氏，民國 67 年 10 月 4 版。
20. 《三國志》，（晉）陳壽撰，（宋）裴松之注，臺北：洪氏，民國 73 年 8 月再版。
21. 《晉書》，（唐）房玄齡等，臺北：鼎文，民國 65 年 10 月初版。
22. 《宋書》，（梁）沈約，臺北：鼎文，民國 64 年 6 月初版。
23. 《南齊書》，（梁）蕭子顯，臺北：鼎文，民國 64 年 3 月初版。
24. 《梁書》，（唐）姚思廉，臺北：鼎文，民國 64 年 1 月初版。
25. 《陳書》，（唐）姚思廉，臺北：鼎文，民國 64 年 3 月初版。
26. 《南史》，（唐）李延壽，臺北：鼎文，民國 65 年 11 月初版。
27. 《北史》，（唐）李延壽，臺北：鼎文，民國 65 年 11 月初版。
28. 《隋書》，（唐）魏徵，臺北：鼎文，民國 64 年 3 月初版。
29. 《舊唐書》，（後晉）劉昫等，臺北：鼎文，民國 65 年 10 月初版。
30. 《新唐書》，（宋）歐陽修、宋祁，臺北：鼎文，民國 65 年 10 月初版。
31. 《宋史》，（元）脫脫等，臺北：鼎文，民國 69 年 5 月再版。
32. 《元史》，（明）宋濂等，臺北：鼎文，民國 68 年 3 月再版。
33. 《明史》，（清）張廷玉等，臺北：鼎文，民國 69 年 1 月 3 版。
34. 《清史稿校註》，國史館、清史稿校註編纂小組編纂，臺北：國史館，民國 75 年 7 月出版。
35. 《世本八種》，（漢）宋衷注，（清）秦嘉謨等重輯，臺北：西南，民國 63 年 1 月初版。
36. 《山海經箋疏 18 卷圖讚 1 卷訂 1 卷》，（晉）郭璞傳，（清）郝懿行疏，臺北：藝文，民國 47 年出版。

37. 《山海經校注》，袁珂，臺北：里仁，民國 71 年 8 月出版。
38. 《漢代學術史略》，顧頡剛，臺北：天山，民國 74 年 6 月出版。
39. 《中國文化史》，陳登原，臺北：世界，民國 78 年 10 月 6 版。
40. 《中國古代煉丹術》，張覺人，臺北：明文，民國 74 年 4 月初版。
41. 《魏晉神仙道教》，胡孚琛，臺灣：商務，1995 年 5 月，臺灣初版第 2 次印刷。
42. 《莊子集解》，（清）王先謙，臺灣：商務，民國 57 年臺 2 版。
43. 《墨子今註今譯》，李漁叔註譯，臺灣：商務，民國 63 年 5 月初版。
44. 《管子今註今譯》，李勉註譯，臺灣：商務，1994 年 8 月初版第 3 次印刷。
45. 《呂氏春秋今註今譯》，林品石註譯，臺灣：商務，1993 年 9 月初版第 5 次印刷。
46. 《孔叢子》，（漢）孔鮒撰，（宋）宋咸注，臺灣：商務，民國 70 年出版。
47. 《論衡校釋》，（漢）王充撰，黃暉校釋，臺灣：商務，民國 53 年 1 月臺 1 版。
48. 《博物志校證》，（晉）張華撰，（宋）周日用注，范寧校證，臺北：明文，民國 70 年 9 月初版。
49. 《抱朴子》，（晉）葛洪，臺北：世界，民國 44 年初版。
50. 《新譯抱朴子》，李中華註譯，臺北：三民，民國 85 年 4 月初版。
51. 《新譯顏氏家訓》，李振興、黃沛榮、賴明德註譯，臺北：三民，民國 82 年 9 月初版。
52. 《夢溪筆談校證》，（宋）沈括，臺北：世界，民國 78 年 4 月 4 版。
53. 《自警編》，（宋）趙善璙，（清）紀昀等總纂，臺灣：商務，收在文淵閣四庫全書第 875 冊子部 181 雜家類，民國 72 年初版。
54. 《朱子語類》，（宋）黎靖德，臺北：文津，民國 75 年 12 月出版。
55. 《楚辭釋》，（漢）王逸章句，（清）王闓運注，臺北：廣文，民國 61 年 1 月初版。
56. 《文選》，（梁）蕭統編，（唐）李善等注，臺北：漢京，民國 69 年 7 月初版。
57. 《嵇中散集》，（明）張溥，臺北：新興，收在漢魏六朝一百三家集，民國 57 年 3 月初版。
58. 《羅雪堂先生全集初編》，羅振玉，臺北：文華，民國 57 年 12 月初版。
59. 《現代心理學》，張春興，臺北：東華，1992 年 7 月初版 5 刷。

貳、工具書

1. 《四庫全書總目提要》，（清）紀昀，臺灣：商務，武英殿本，民國 72 年 10 月初版。
2. 《續修四庫全書提要》，王雲五主持編輯，臺灣：商務，民國 61 年 3 月初版。
3. 《四部備要書目提要》，不著編者，臺灣：中華，民國 54 年 11 月臺 1 版。
4. 《太平御覽》，（宋）李昉等纂修，臺南：平平，民國 64 年 6 月初版。

5. 《廣弘明集》,(唐) 釋道宣,臺北:新文豐,民國 65 年 10 月初版。
6. 《中國歷代醫藥書目》,丁福保,臺北:南天,景印四部總錄醫藥編,民國 68 年 5 月景印。
7. 《中國醫學書目》,日本・黑田源次,臺北:文海,民國 60 年 12 月初版。
8. 《續中國醫學書目》,日本・岡西爲人,臺北:文海,民國 60 年 12 月初版。
9. 《中國醫籍考》,日本・多紀元胤,臺北:大新,民國 64 年 11 月再版。
10. 《宋以前醫籍考》,日本・岡西爲人,臺北:進學,民國 58 年 10 月初版。
11. 《醫部全書》,古今圖書集成博物彙編藝術典,臺北:藝文,民國 47 年 1 月初版。
12. 《實用中醫辭典》,李永春,臺北:知音,民國 82 年 10 月初版 2 刷。
13. 《中醫名詞辭典》,陳西河,臺北:五洲,民國 73 年 7 月出版。
14. 《中醫常用術語集註》,不著作者,臺南:王家,不著出版年月。
15. 《中國藥學大辭典》,陳存仁,臺北:世界,民國 79 年 6 月臺 2 版。
16. 《歷代中藥文獻精華》,尚志鈞等,北京:科學技術文獻,1989 年 5 月北京第 1 版第 1 次印刷。
17. 《常用藥品手冊》,蔡靖彥,民國 85 年版。
18. 《常用藥物治療手冊》,陳長安,1996 年全國藥品年鑑。
19. 《人體解剖》,日本・橫地千仞、德國 J. W. ROHEN 原著,陳金龍編譯,臺北:邯鄲,民國 73 年 2 月 2 版。
20. 《中國經絡學》,日本・木下晴都、松元丈明,臺北:培琳,民國 82 年 7 月出版。
21. 《歷代官制、兵制、科舉制表釋》,臧云浦、朱崇業、王云度,江蘇:古籍,1991 年 11 月第 3 次印刷。
22. 《中國歷代職官詞典》,沈起煒、徐光烈,上海:辭書,1992 年 8 月第 1 次印刷。
23. 《唐六典》,(唐) 張九齡等撰,李林甫等注,臺灣:商務,收在文淵閣四庫全書第 595 冊史部,民國 72 年初版。

參、期刊論文

1. 〈寒食散考〉,余嘉錫,《輔仁學誌》第 7 卷第 1、第 2 期合刊,民國 27 年 12 月。
2. 〈中國醫學之起源考略〉,嚴一萍,《大陸雜誌》第 2 卷第 8、9 期,民國 40 年。
3. 〈甲骨文字集釋〉,李孝定,臺北:中研院史語所,中央研究院歷史語言研究所專刊之五十,民國 54 年 6 月出版。
4. 〈森立之與經籍訪古志〉,梁容若,臺北:國語日報副刊,《書和人》第 99 期,民國 57 年 12 月 14 日。

5. 〈殷人疾病考〉，胡厚宣，臺北：大通，收在《甲骨學商史論叢初集》，民國 61 年 10 月初版。
6. 〈臺灣地區中醫醫療狀況及需求之研究〉，邱清華，青杏醫學文教基金會，民國 79 年 3 月。
7. 〈試論神農家陶弘景大師對於本草學研究之偉大貢獻〉，莊能安，私立中國醫藥學院中國藥學研究所碩士論文，民國 80 年 6 月。
8. 〈科學中藥〉，謝德夫，《醫療保健雜誌》，民國 83 年 6 月第 3 期。
9. 《啓新健康世界雜誌》，吳淑慧等，臺北：啓新健康世界雜誌社，民國 83 年～85 年。
10. 〈那琦教授倫泰博士榮退專輯〉，私立中國醫藥學院中國藥學研究所校友聯誼會暨榮退籌備委員會編印，民國 84 年 1 月。
11. 〈屈原「遠遊」中的精氣思想與神仙思想的連繫〉，鄭國瑞，收在《中山中文學刊》第 1 期，1995 年 6 月。
12. 〈神農本草經之考察與重輯〉，謝文全，私立中國醫藥學院中國藥學研究所博士論文，民國 84 年 7 月。
13. 〈何謂辨證論治〉，賴文志，《景新中醫季刊創刊號》，民國 85 年 2 月。
14. 〈身體與自然——以《黃帝內經素問》爲中心論古代思想傳統中的身體觀〉，蔡壁名，臺灣大學中國文學研究所博士論文，民國 85 年 6 月。
15. 〈「穴診儀」找病灶一覽無遺〉，中國時報第 5 版，民國 85 年 6 月 20 日。
16. 〈氣功的奧妙——惱人的椎間盤突出〉，崔玖，中央日報第 23 版，民國 85 年 8 月 20 日。
17. 〈健康管理〉，天下雜誌，1996 年 9 月 1 日。
18. 〈親切的中國藥草小故事〉，施又文，中央日報第 19 版，民國 85 年 4 月 28 日。